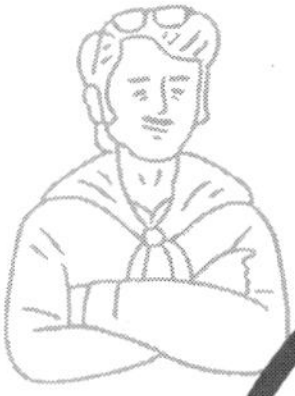

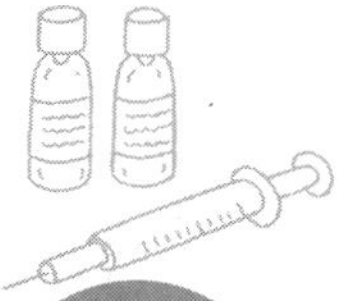

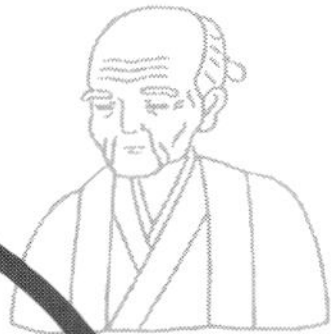

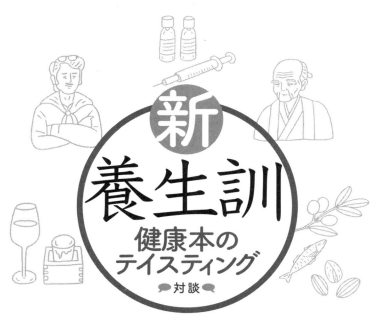

新 養生訓
健康本のテイスティング

対談

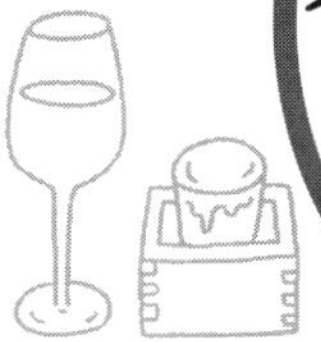

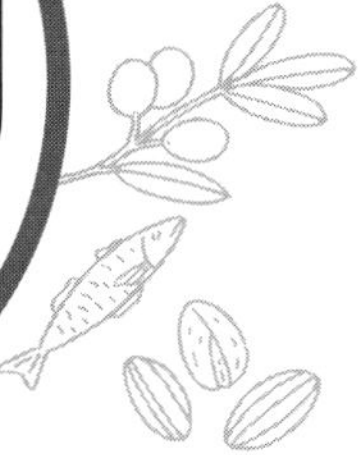

神戸大学医学部感染症内科 教授
BuzzFeed Japan, News Editor

岩田健太郎×岩永直子

Iwata Kentaro
Iwanaga Naoko

Round1-4

丸善出版

まえがき

書店に行くと健康コーナーにはさまざまな「健康本」が並んでいる。これが泣かせる。

最近特に多いのは、

なんとかで死にたくなければ、○○だけしなさい（あるいは、するな）。

的な本だ。「ふくらはぎをもめ」「アゴを押せ」「脈だけ見てろ」「血管を鍛えろ」「抵抗するな」「背伸びしろ」「なんとか筋を鍛えろ」「家の掃除の仕方を変えろ」「運動しろ」「運動するな」「小麦粉をやめろ」「パンをやめろ」「牛乳をやめろ」「肉を食え」「肉は食うな」「お尻をしめろ」「脂肪を取れ」「歯を磨け」「朝食を抜け」「朝食は食べろ」「腸にいいことだけをやれ（?）」…。

みんなよく思いつくよね。

端的に言って、こういう「なんとかしろ」「なんとかはするな」的な健康本は全部デタラメだと考えていただいて構わない。本書で説明するように、健康はシングルイシューでなんとかなるものではないからだ。ああいう本を読むのは時間の無駄だ。

「健康になりたければ、○○しなさい、という本を止めなさい」

という本が書けそうだ。

では、世にある健康本は全く役に立たないのか。あるいは、もし役に立つ本があるとすれば、それはどういう本なのか。役に立つ本と、立たない本はどこが違うのか。どうやったら、両者を（医学の専門知識なしで）峻別できるのか。

この命題に取り組んだのが本書である。丸善出版の程田靖弘さんに相談して、企画は成立した。こういう議論は「対話」が役に立つので、誰か相手が必要だ。それなら岩永直子さんがよいのではないか。面識こそないが、その執筆記事を愛読していた僕はそう提案した。幸い、二つ返事で快諾いただいた。

結論から申し上げると、上記の命題は本書を読むことでかなりの見通しが開けるのではないかと思う。もう、読者のみなさんが「ガセ」を掴まされる可能性はそう高くはないだろう。そして、「健康本」を自分自身でクリティーク（批評）することもある程度は可能になるはずだ。うん、本当によい本だと思います。ぜひ、ご活用ください。

末筆になりましたが、対談の相手をしていただき、いろいろと引き出していただいた岩永さんに感謝申し上げます。僕はジャーナリストではないので、その業界のお話もたくさん聞かせていただき、とても勉強になりました。そして、われわれの超高速マシンガントークをまとめ、文体を整え、適切な脚注と、あとでこちらが提示した引用文献の整理にご尽力いただいた程田さんにも感謝申し上げます。

最後に、学びの機会を与えていただいた、本書で紹介した健康本の著者の皆様たちに心から御礼を申し上げます。いろいろムカつくこともあるかもしれませんが、まあ、そこはご容赦ください。異論反論は謹んで拝聴いたします。

2019年9月吉日　岩田健太郎

まえがき・岩田健太郎 ii
序章 ダイアローグ(問答法) 1
第1部 医療情報の目利きになる
1章 健康になりたい人とそれを騙す人
『健康を食い物にするメディアたち ネット時代の医療情報との付き合い方』 16
2章 統計に基づく正攻法の落とし穴
『世界一シンプルで科学的に証明された究極の食事』 54
3章 イワケンはこう考える・医療情報の二元性
『絶対に、医者に殺されない47の心得』 92
4章 イワケンはこう考える・ワクチン情報の是非
『ワクチン副作用の恐怖』 129
第2部 食事で健康になる
5章 次は、海外だ! 「〇〇式」に学ぶ・究極のロジック
『シリコンバレー式 自分を変える最強の食事』 152

6章 ならば、これで、どうだ！ 20万人の診療訓 171
『医者が教える食事術 最強の教科書 20万人を診てわかった医学的に正しい食べ方68』

7章 嗜好と常習性を逆手にとった健康法 195
『酒好き医師が教える 最高の飲み方 太らない、翌日に残らない、病気にならない』

8章 50名の名医らが教える玉石混交（？）の健康法 216
『最強の健康法 病気にならない最先端科学編』『最強の健康法 ベスト・パフォーマンス編』

第3部 睡眠で健康になる

9章 よく寝る大人も育つ、睡眠医学の今を知る 240
『スタンフォード式 最高の睡眠』

第4部 病を防ぐ達人になる

10章 一流にこだわる。川上から川下への流れ… 254
『一流の人はなぜ風邪をひかないのか？ ＭＢＡ医師が教える本当に正しい予防と対策33』

11章 「いにしえに学ぶ」の「いにしえ」は古いのか…？ 279
『養生訓』

あとがき・岩永直子 301

装丁 佐野裕子／イラスト 深川優

序章：ダイアローグ（問答法）

対談時メモ

感染症内科医の岩田健太郎医師から，巷にあふれる『健康本』を評価する健康本ソムリエ企画の提案を受けたのが，2018 年 6 月．①課題図書決める，②読んで，論点決める，③対談，これが当初の骨子で，医療ジャーナリズムの第一線で活躍する BuzzFeed Japan の岩永直子さんにお相手いただいた．

「健康本のダメ出しをするのが目的ではなく，『どういう書き方をするのがよいのか』という「コト」の問題に落とし込む」が対談のコンセプト．

ソクラテスの問答法に倣い，「批評の作法」から対談がはじまった．

クリティークの作法、「ヒト」でなく「モノ」を普遍化する議論

岩永　この対談では、バズフィードの本、**『健康を食い物にするメディアたち』**も対談図書に入っており、私も当事者として内容にタッチしたので、今日は、岩田先生を前に「俎板《まないた》の鯉」のような心境です（笑）。

岩田　共著のような感じですか。

岩永　**朽木君**がバズフィードの記事を元に書いた本でして、彼は部下なので、私

『健康を食い物にするメディアたち ネット時代の医療情報との付き合い方』（朽木誠一郎，ディスカヴァー・トゥエンティワン，2018）　WELQ問題の火付け役となった朽木誠一郎氏による医療デマから身を守り、誰も騙されない世の中をつくるための健康情報の解説書。

が原稿を全部読んでチェックもしてるんです。私の記事も一部引用している箇所もあり、いろいろ意見も言っています。本にも「BuzzFeed JP Medical」と印字してあるので、バズフィードが責任編集した本になります。

岩田　これから健康本をレビューするのですが、まずはクリティーク（critique：批評）するに際して、どのような方法が適切か…というところからお話したいと思います。文学ではクリティークのやり方はいろいろあって、昔、筒井康隆の**『文学部唯野教授』**で揶揄されたというか、文芸批評も方法論があるようなないような感じですが、健康本批評についても方法論が必要だと思うんですね。

健康に関する本も、「何をもっていい健康本とするのか」「何がいけないのか」という判断の基準が必要です。それがなくて「いいとか」「悪いとか」いうのは単に自分の好みを押しつけているだけで、それではアマゾンのレビューにありがちな好き嫌いの無責任な表明にすぎない。つまり、「普遍性」とか「一般化」の可能性のない議論はクリティークとは言えないのです。やはり他人が読んで、同じ基準でクリティークできるものだけが、クリティークとしての命を持つことができると思います。

朽木君　朽木誠一郎（1986年生まれ）。医療ジャーナリスト。群馬大学医学部卒業後、メディア運営企業の編集長を経て、ウェブサイトの記者・編集者を経験。17年よりバズフィード・ジャパンの医療記者、現在は朝日新聞社に所属。著書に『健康を食い物にするメディアたち』がある。

『文学部唯野教授』　筒井康隆による長編小説。『へるめす』連載、90年単行本化され、ベストセラーとなる。文芸批評をモチーフにした小説というメタフィクション。各章前半は主人公唯野教授の日常生活が描かれ、後半は唯野教授が文学理論を講義する構成。

岩永さんから「俎板の鯉」というコメントがあり、「本を非難されるから…」と思われているのかもしれませんが、本来クリティークというのは決して否定することではなくて、コンテンツの中で「ここがいい」とか、逆に問題があるとすれば「どこが問題なのか」ということを順序立てて説明できないといけません。それから大事なのは、著者そのものとか、著者個人の「ヒト」を批評するのではなくて、あくまでも本の内容をクリティークするわけです。

岩永 「ヒト」でなく、「モノ」を批評するわけですね。

岩田 はい。そして本の内容が１００％ダメということも、１００％いいということもまずあり得ないので、各論的に「どこがよくて」「どこが悪いのか」をきちんと論理的に言えて、そのことに妥当性があると。それから**カール・ポパー**もよく言っていますが、そのクリティークに対する「反論」もきちんとできること（反証可能性）。つまり、「あなたの言っている意見については、これこれこういう根拠で、やっぱりおかしいんじゃないの…？」と反論できることがクリティークの妥当性を担保しているわけです。「これって、俺的にダメだよね」（笑）みたいなのは、反論ができない意味においてもクリティークになっていません。

カール・ポパー（1902–94年） オーストリア出身のイギリスの哲学者。ロンドン・スクール・オブ・エコノミクス教授歴任。「反証可能性」を定義し、科学史、科学哲学史に大きな影響を与えた。経済学者フリードリヒ・ハイエクとは友人関係だった。著書に『科学的発見の論理』などがある。

本のストラクチャーも大事な要素

岩田　それと、今回いろいろな健康本を読んでいて注目したいと思ったのが、一つは「コンテンツが妥当であるかどうか」。つまり、「この食べ物は体にいい」という主張をしたときに、その主張が何を根拠として妥当としているのか、きちんと本の中で説明できており、かつ「その説明自体も妥当であるかどうか」という点をクリティークの根拠にしたいと思うのです。もう一つは「ストラクチャー（構造）」です。

岩永　本の中身だけでなく、本の構造、つくりそのものも見ることが大切ということですね。

岩田　結論を申し上げますと、自分たちの主張の結論の裏付けが明示されている本は、いい本。例えば、「クルクミンがどこそこに効く」などの記述があるけど、なぜそうなのかの説明が観念的で、根拠となるデータや文献が明示されていない。もしくは書いてはあるのだけれど、わかりにくく書いてあるとか、そういうのは「本のストラクチャーとしてよくない」のです。このことは著者だけではなく、出版社の問題、あるいは編集者の問題でもあると思います。僕も経験がありますが、編集者の中にはとても不誠実な方がいて、「そんな引用文献なんて必要ない」とか、せっかく文献を入れたのにカットしてしまう方もいました。じつは岩永さんの古巣の『**ヨミドクター（yomiDr）**』からの依頼がそうだったんです（笑）。

岩永　『ヨミドクター』は、文献を付けるようにしてたんですけど…、すみません。

岩田　岩永さんが編集長の頃のことではないと思いますが…。

岩永　アハハ…（笑）。私が編集長の頃は、腫瘍内科医の**勝俣範之先生**が文献をつけることにこだわられて、それ以来、どの先生でもどんな文量でもつけるようにしていました。医師からは大変評価されていましたが、正直、一般読者がどれほど参照していたかはわかりません。ただ、参照されないとしても、きちんと根拠をもって書かれた文章なのだという信頼性は感じてもらえたと思っています。

岩田　文献が明記されているか否かは、その本が科学的かどうかの命です。でも編集者の中には、「そんなものはいらない。読者は欲していない」とカットする人もいるんですね。

岩永　新聞だと紙面も限定されるので、すべての文献表記は難しいところがあり

『ヨミドクター（yomiDr）』　読売新聞社運営の医療・健康・介護情報サイト。医療に関するニュース・コラムを無料で閲覧できるほか、有料登録で医療や病院検索などができる。対談者の岩永直子さんはヨミドクター元編集長。

勝俣範之先生（1963年生まれ）　専門は、腫瘍内科学、がん化学療法、抗がん剤の支持療法。日本医科大学武蔵小杉病院腫瘍内科部長。腫瘍内科医。著書に近藤誠医師の極論を批評した『医療否定本の嘘』（扶桑社）等がある。

ますね。

岩田　新聞は最初から枠が決められているので、**ゼロサムゲーム**で仕方ないと思いますが、書籍はページを増やせばいいだけですので、そこは著者と編集者の誠意の問題、つまり「やる気の問題」なんです。今回の対談図書の一冊、**『食事のせいで、死なないために』**の文献はＵＲＬ表記があり、ウェブで確認する仕組みですが、これはあんまり親切ではないと思います。いちいち読者がＵＲＬコードをタイプして、ウェブにアクセスしないと見れない。

岩永　最近はＱＲコードで見せるという本もありますね。どれほど参照されているのでしょうね。

岩田　**PubMed**のＩＤコードしか載せていなくて、もう一度文献を検索しなければならない本もあります。要はあまり文献を読ませたくないという態度がありありの本でして、誠実とはいえない。それと引用文献があっても文献番号を入れてなくて、「どの文章の」「どこで」「何を引用している」のかがわからず、参考文献であっても、「どこが引用で…」「どの箇所が著者の考えなのか…」が区別できない。その辺は編集技術や編集者の誠意が反映されるのだと思います。つまり

ゼロサムゲーム　参加者全員の得点と失点の総和がゼロになる得点方式。ゲーム理論の一種。一方が利益を得れば、他方がそのぶん損失を出す構造。似た用語として「限られたパイの奪い合い」がある。

『食事のせいで、死なないために』（マイケル・グレガー・ジーン&ストーン，NHK出版，2017）ニューヨーク・タイムズ紙のベストセラー1位の邦訳書。「食材別編」「病気別編」の2冊がある。アメリカの最新科学のエビデンスに基づき、現代の死因トップ15の病気を予防し、進行を食い止め、逆行させる食事について解説。対談予定だったが、対談時間の都合も

「読者にきちんと伝えるために手を抜かない」のか、それとも「要は売れればいいんだ」とするスタンスの問題です。

後者の場合、とにかく読みやすくて、わかりやすくて、読者のド胆を抜くワードを散りばめて、たくさん売れればええやん、という編集者なり出版社の姿勢が見え見えなんです。なので、コンテンツがよくても、ストラクチャーがダメな本はダメだと僕は思います。だって、科学論文のつくり方にはきちんと決まりがあって、「**前向き臨床研究**はこういうふうにつくる」「動物実験はこうしなければいけない」「**メタ分析**はこうする」と、全部方法論が確立されているわけです。そのためのチェックリストやガイドラインもあって、つくり方のお手本が示されていて、それに沿って科学論文を提出しないとアクセプトされない。ところが健康本は適当につくって、ぶっちゃけ嘘八百であっても許されてしまう。ファクト（真実）もフェイク（嘘）もごちゃまぜにしても文句を言われない。文句を言われたとしても、知らんぷりをしていれば、それでまかりとおっちゃう。それではアカンのです。ですから健康本というのは、「こういうふうにつくらなければいけないんだ」という雛形が必要だと思うのです。それをこの対談で論じたい。

あり、見送りとなった。

PubMed　生命科学や生物医学に関する科学論文の文献や要約を掲載する検索エンジン。アメリカ国立衛生研究所のアメリカ国立医学図書館（NLM）が情報検索Entrezシステムの一部としてデータベースを運用している。

前向き臨床研究　研究を立案、開始してから新たに生じる事象について追跡調査（前向き）する研究を「前向き研究」。過去の事象について調査する研究を「後向き研究」と呼ぶ。調査を行う場合に前もってある集団（コホート）に分けて、将来の変化を比較する。

読者によっても見せ方を変えるべき…？

岩永　でも、私は読む対象によって根拠の示し方は変わってもいいと思うんですね。医学者や研究者が読む本は引用文献をがっちり巻末に入れるというのは、批判的検証のために必要です。一方、ウェブとかも見ないようなおじいさんとか、明らかに文献を読まない人に情報を送り届けるときに、文章の中にそこまで入れてしまうとかえって読みづらくなってしまいます。

岩田　それは違うと思います。読もうが読むまいが、本には文献をきちんとつける。飛ばし読みするのも、流し読みするのも、それは読者の自由です。でも、「この本にあるこのコトバって、どこから来てるんだろう…？」と思ったときに、読者に調べる自由が与えられていないことは問題で、参考文献はあるけど、文献番号が明示されていない本というのは、「読者はそんなもん求めていない」という読者を侮《あなど》った編集者の思い込みなんです。もちろん「いらん」とする読者がほとんどかもしれませんが、「100人に1人でも**バリデーション**したい」という読者がいるかも…という「想像力」を編集者は持つべきなんです。

メタ分析　「分析の分析」。メタアナリシスとも。統計的分析がなされた複数の研究を収集し、いろいろな角度からそれらを統合したり比較したりする分析研究法。

バリデーション（validation）　妥当性を確認すること。検査・分析の方法やその作業プロセスなどが適切であるか科学的に検証する意。

岩永　なるほど…。ただ、文中で、何を根拠とするデータかを科学的に厳密に表記し過ぎるために、読みにくくなるという問題は、一般読者向けの書き手としても編集者としても気になります。そういう本も読むことはありますが、読みやすさとのバランスは考えたほうがいいと思います。

岩田　僕がこれまで関与した編集者、特に一般書の人たち、それと週刊誌や新聞の人たちは、読者を見下しすぎなんです。「読者って、所詮こんなもんだから、甘いつくりでもええやろ」と思っているように思います。テレビ局もそうですね。番組としてわかりやすくておもしろければいい、というつくり手が多いと思います。**村上春樹**の偉いところは、文章は読みやすくてすらすら読めるのですが、内容（質）については絶対割引しないことです。そのことは、僕も執筆するときはいつも心がけていて、中学生が読んでもすらすら読める文章を書きたいと自分に課しているのですが、内容は値下げしない。

岩永　雑に書いたり、嘘を書いたり、誇張しないわけですね。

岩田　ええ。「わかりやすさ」と「内容の確かさ」というのは、本の中で同居できると思っています。実際に今回読んだ本の中にも、読みやすくてわかりやすく

村上春樹（1949年生まれ）　小説家、翻訳家。早稲田大学在学中に喫茶店を開く。79年『風の歌を聴け』で群像新人文学賞受賞・芥川賞候補となり、デビュー。代表作は『ノルウェイの森』『海辺のカフカ』『1Q84』など。海外にも多くの本が翻訳され、毎年ノーベル文学賞候補にあがる。村上春樹ファンを通称「ハルキスト」という。

て、内容もしっかりしている本というのはありましたね。

岩永　どの本でしょう…。

岩田　『**スタンフォード式　最高の睡眠**』です。『**世界一シンプルで科学的に証明された究極の食事**』も巻末に文献は載せているし、同書の165頁で「**インターネットを使って正しい健康情報を入手する方法**」で、英語のウェブサイトや英語で書かれた論文は日本のものに比べてしっかりしていて、ウェブのニュースでも論文のリンクがちゃんと貼り付けてあると指摘しています。だけれども、NHKや新聞社のニュース記事は元論文のリンクをほぼ貼ってないです。

岩永　バズフィードの記事は必ずリンクを貼っているので、見ていただきたいです。

岩田　それがあるべき姿と思います。しかしながら、例えば、ヤフーに引用されるような大手新聞社の記事は、そういうことをしていません。したがって裏が取れないし、裏を取るために読み手が苦労しなければなりません。ひどい場合は、一生懸命記事の裏をとって元文献を読んでみると、じつは「そんなことが書いてなかった」なんてこともあります。

岩永　ウェブだとリンクは簡単に貼れますし、巻末に参考文献をつけても文章量

『スタンフォード式　最高の睡眠』（西野精治．サンマーク出版．2017）世界の睡眠研究をリードするスタンフォード睡眠・生体リズム研究所所長の著者が、最新の科学的エビデンスに基づいた「最高の眠り方」を伝授する一冊。漫画版もある。本書で取り上げた「睡眠負債」の用語は、2017年新語・流行語大賞トップテンに選出。

『世界一シンプルで科学的に証明された究極の食事』（津川友介．東洋経済新報社．2018）ハーバード大学修士号（MPH）および博士号（PhD：医療政策学者）を取得し、UCLA内科学助教授を務める医師が、最強かつ最新の

を気にしなくていいので、やりやすくはなったと思います。

ちゃんとやれば、できないことはない

岩田　新聞は紙面の制約もあるので無理なのでしょうが、ウェブはコンテンツの大きさについて伸縮自在なので可能ですよね。そういうことからも新聞は「Gone Content（捨てられてゆく）」になってしまうわけです。たぶん今後は、タブレットなどで新聞は読まれる時代になり、紙がなくなってゆくと思います。すると記事ごとに文献リンクが貼られていないと、情報のクオリティが確保できません。もっと言うならば、紙媒体だから薄い、というのも思い込みに過ぎません。例えば、『**ニューヨーク・タイムズ**』の日曜版なんてめっちゃ分厚いです。元旦の日本の新聞くらい厚い（笑）。電子版となれば、新聞は薄いものとか、そういう概念が変わってゆくと思うのです。

アメリカに住んでいたときに思ったのは、アメリカの新聞、特にクオリティ・ペーパーは記事がしっかりしていることです。ちゃんと取材しているし、書きな

エビデンス（科学的根拠）に基づいた食事術を教える一冊。本書は発売10日で4刷10万部を突破。

『ニューヨーク・タイムズ（The New York Times）』　NY市に本社を置く新聞社が発行する日刊新聞紙。発行部数はUSAトゥデイ（211万部）、ウォール・ストリート・ジャーナル（208万部）に次いで第3位（103万部）。世界各地に取材網を張り巡らせ、『ワシントン・ポスト』や『ウォール・ストリート・ジャーナル』と並ぶ米国を代表する高級紙。

ぐった感じがなく、日本だったら何時間もインフルエンザの取材を受けたのに「新型インフルエンザは怖い（!?）と思う」みたいな記事になってしまって、紙面の関係でそれぐらいしか載せられないのかもしれないけど、それでは何のメッセージ性もないじゃないかと思うわけです。『ワシントン・ポスト』は発行部数は少ないけれども、三カ月ぐらい取材をして記事にするそうです。「デイリー・ペーパーはこんなもの」というのは決めつけにすぎないので、ちゃんとやればできないことはないと思うのです。その意味でも外国の事情と比べるのは大事だと思っています。

岩永　日本の新聞で働いていた者としては、それこそ3カ月間取材して記事にするものもあれば、その日のニュースを1日で取材して記事にするものもあるので、日本の新聞記事がすべて薄いというわけではないと思いますよ。まぁ、メディアの人間として耳が痛いです。医療の現場ではどうなんですか…?

岩田　日本だとできっこないと思われている事柄が結構あって、例えば、「日本の医療現場だと、女性医師の活躍は無理…」とか、そんなの、外国の医療現場なんて女性医師で回している国なんていくらでもあるわけで、回せてないのは日本の医療現場のストラクチャーが悪いからだけなんです。本質的に女性が医者に向いていないのではなくて、要は日本の医療現場が男中心でつくられているだけの話で、それを変えれば女性医師が活躍できるわけです。日本だけが患者が多いとか、日本だけが救急患者が多いとか、そんな特殊な現象なんてありませんよ。アメリカでは何十年も前に「**ベル・コミッション**」としてルール化されています。アメリカの医療現場も患者は多いし、急患も多いし、心臓疾患の患者は日本の倍以上いると思いますし、病院が忙しいのはどこも一緒なんです。要は、日本は仕事の仕方が下手くそなだけです。そして、こういうシンプルな事実も、外国のデータと比較することによって容易に確認できる。日本の内情だけで議論するのはあまりに稚拙です。

岩永　なるほど。今、医師の働き方改革が議論されていますし、東京医大の女子受験生差別問題で、女性医師の働き方が問題になっています。ただ、確かに医師を病院の機能に応じて集約化したり、当直の方法を工夫したりして、男性医師だけが長時間労働にならない工夫をしている病院もありますね。そもそもの男女の役割分担や仕事とプライベートの切り分けなどの意識改革が必要だと思います

ベル・コミッション
84年アメリカで起きたLibby Zion事件によりレジデントの過酷な労働環境が問題となり、ベル・コミッションというレジデントの勤務を監視、改善勧告する組織がつくられた。具体的には、研修医の労働時間を週80時間以下に抑え、24時間以上の連続勤務を禁ずる規制。

が、日本では現状維持の圧力が強い気がします。健康本も専門家からの批判が多いのに、「これが売れる」という業界のお約束からみんな抜け出せていないのは、なぜなのでしょうね。

それでは早速、本題に入りましょうか…？

第1部

Iwata×Iwanaga
Round 1

医療情報の目利きになる

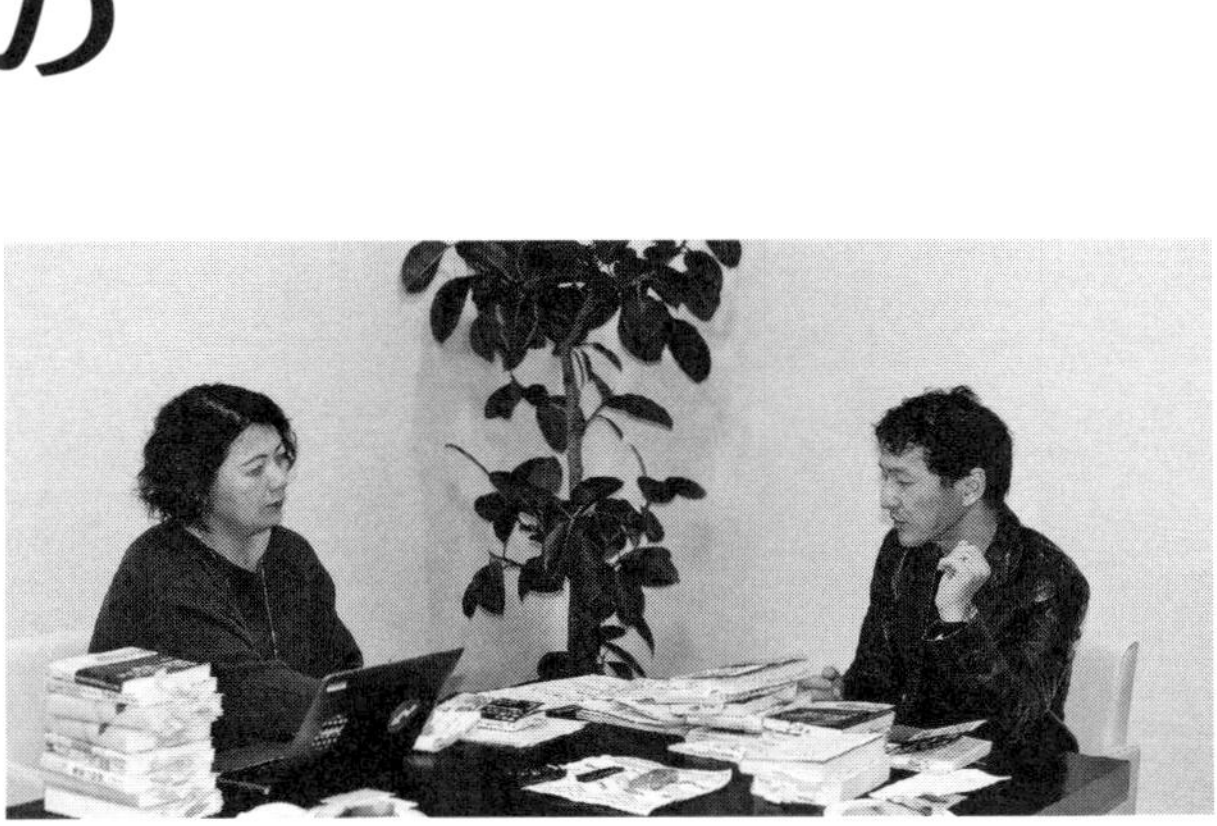

1章：健康になりたい人とそれを騙す人

朽木誠一郎著・『健康を食い物にするメディアたち ネット時代の医療情報との付き合い方』

対談時メモ

はじめの１冊はヘルケア業界の構造や医療情報の正確性・不正確性の話，ネット時代の「医療デマ」など，本対談のコンセプトを先取りした形ともいえる『健康を食い物にするメディアたち』を批評してもらった．

BuzzFeed Japan 所属の岩永さんには，医療ジャーナリストとして「健康情報の何が問題で」「いかに情報を選択するか」の考えも披瀝いただいた．

対談は，福島の放射線量，EBM の定義にも言及され，最後は意外な方向へと発展した．

医療情報の真偽を精査した本としてユニーク

岩田　まず、朽木先生のこの本ですが…。

岩永　「朽木君」でいいです。医学部は卒業していますけど、医師国家試験に受かっているわけではなく、お医者さんではありません。

岩田　僕は、基本、呼称は「○○先生」としているんです。「先生」という言葉は一つの記号ですから。少なくともお目にかかったことはない方なので、君づけはできないですし。

岩永　そうなんですか…。お医者さん同士で「○○先生」と敬称をつけて呼び合うのは、そこに立ち会っている第三者からするとおもしろいのですけれども、本の作者でも「先生」という呼称を使われるのですね。

岩田　先生と呼べる人は、年下の方でも先生と呼ぶことにしています。年下の人に敬語を使えないのはいやなんですよ。特に年齢で決める人、つまり**エイジズム**。それと性別で決める人、男性のおじいちゃんに多いのですが、相手が女性だとすぐため口になってしまう人とか…。

岩永　ありますね。私も取材相手はどんなに年下でも子供でも敬称をつけて呼ぶようにしています。

岩田　ということで、杤木先生の本。テーマがはっきりしている点が、まず興味深かったです。僕もネットのストラクチャーというのは耳学問でしか知らなくて、すごく勉強になりました。自分たちが頼りにしているネットの情報というのは、これは**東浩紀さん**がよく指摘していますけど、ネットというのは自分の見たい情報を構造的に見せられているだけであって、じつはその情報は誘導されてい

エイジズム（ageism）　年齢の高低を理由に行われるさまざまな差別の総称。差別にならなくても、日本には年功序列といった社会風土がある。

東浩紀さん（1971年生まれ）　批評家、作家。東京大学大学院総合文化研究科博士課程修了。専門は現代思想、表象文化論、情報社会論。東京工業大学特任教授、早稲田大学教授など歴任。著書に『存在論的、郵便的―ジャック・デリダについて』（新潮社）、『弱いつながり―検索ワードを探す旅』（幻冬舎）などがある。

ると。**ネットサーフィン**といっても、サーフィンではなくて、自分の見たい「誘導された情報」だけが画面上にあらわれるのです。ネットの検索上の恣意性については以前から指摘はあったのですが、**WELQ問題**（同書70頁）もこの本を読むまではよく知らなくて。「医療情報をどう扱うのか…？」というのがこの本の主眼だと思うのですが、そういう意味ではとてもおもしろかったですね。

岩永　WELQ問題はあまり関心がなかったのですか？

岩田　ええ、そういう情報がネット上に流れ込んでいたということに対して、バズフィードで問題視し退治したということ、それからそのようにして声をあげることによって、この問題が解決したことが興味深かったですね。これはよくある話で、「こうした問題は解決されるはずがない」と思ってしまった時点で解決されないものですが、今「**#Me too問題**」もそうなのですが、声をあげれば、結構声が連鎖してくれるので、そうしたことはよいことかなと。もちろんソーシャル・ネットワークの功罪はありますが…。

岩永　朽木君は「**#情報のリレー**」（286頁）と言っています。

岩田　ネット上の医療情報として「**ググれカス**」という言葉があるのですが、健

ネットサーフィン
ウェブページの閲覧において、各ページを興味の赴くまま次々に表示し閲覧していく行動のこと。この様子を波から波へとわたるサーフィンに見立てた造語。

WELQ問題　DeNAが運営する健康・医療系キュレーションサイト「WELQ」において、不正確な医療記事、記事盗用などからサイト無期限休止となった問題。朽木誠一郎氏やネット大手メディアのバズフィードディアの報道等により本問題が露呈した。

#Me too問題
#MeToo（ミートゥー）は「私も」を意味する用語。性暴力被害者支

康情報はむしろ「ググるカス」だと思います。「グーグルで探すとまともな情報は得られない」という意味です。患者さんもネットで医療情報を探されると、結構ガセネタを掴まされるんで、「気をつけてくださいね」と申し上げていますし、逆に患者さんから「ネットでこんな情報があるのですが、どうなんでしょう…」と聞かれることもあるのですが、調べてみると半分以上はガセネタです。テレビ番組の情報もしかりです。いい加減な情報がすごく多くて、ネット情報のクオリティをあげる一つのチャンスとしては、「声をあげる」というのと、「その声が広がっていく」というのはユニークと思いました。

岩永　バズフィードも、メディアとして情報をつなげようとしています。ＳＮＳなどを使って読者の声を拾い上げ、フラットに情報交換しながら記事をつくっていけるのもネットメディアの強みです。

岩田　それと健康食品ビジネス、**自著**でも触れたことがありますが、この問題も一般読者に示した点はよかったと思いましたね。消費者庁もきちんとした仕事をしていないという指摘も、「**機能性表示食品**」や**トクホ**のこともクリニカル・エビデンスがないことを指摘した点もすばらしいと思います。現状だと政府がメー

援の草の根活動のスローガンだったが、２０１７年米国映画プロデューサーの性的被害の報道や女優らの告発がこの運動を拡大。アリッサ・ミラノが同様の被害を受けたことのある女性たちに向けて「#MeToo」と声を上げるようツイッターで呼びかけた。

ググれカス　インターネットにおいて、検索エンジンなどで調べればすぐわかるような質問に対する決まり文句。２００８年版『現代用語の基礎知識』にも掲載された。

自著　（岩田健太郎.「リスク」の食べ方―食の安全・安心を考える.ちくま新書.2012）

カーと共犯者のような形になって、健康情報に妥当性のないものにお墨付きを与えてしまう懸念があります。あと、**津川先生の本**にもありますが、日本の場合は健康によい食事に関して、農水省や厚労省、消費者庁がきちんとした情報を出していないのですね。医者のほうにも適当なことを言っている人が結構多くて、そうしたことも本書では指摘しています。日本のカスタマーは権威を鵜呑みにする傾向があって、自分で医療情報を検証しない習慣がありますので、「トクホ」とマークがついていると、「ＯＫ！」みたいなところがあり、そこを突いた点も意義深いです。

割り算でなく、引き算ですよ

岩永　お褒めの言葉ばかりいただきありがとうございます。逆に、気になる点はありますか…？

岩田　いくつかありまして、例えば、朽木先生は取材先のコトバを鵜呑みにしすぎだなと思います。40頁の記述です、「**私の大学の先輩医師は、卒業後2年間の**

機能性表示食品　事業者の責任において、科学的根拠に基づいた機能性を表示した食品。販売前に安全性および機能性の根拠に関する情報などが消費者庁長官へ届け出られるが、国の審査・許可は得ない。パッケージに消費者庁許可と表示されない。認可商品数1714点（2019年1月10日現在）。

トクホ　トクホ（特定保健用食品）のこと。健康の維持増進に役立つことが科学的根拠に基づいて認められ、「コレステロールの吸収を抑える」などの表示が許可された食品。その効果や安全性は国が審査を行い、食品ごとに消費者庁長官が許

初期研修、3年間の後期研修を経て専門医の資格を取得し、ようやく駆け出しくらいには認めてもらえる、と話していました。駆け出しまで10年以上、医療情報を正しく扱うというのは、本来、これくらいの訓練が必要なのです」とありますが、「本当にそうですか…?」と思います。先輩の医師がそう言っているから、そう思うのではなく、ここはクリティーク（批評）を入れるべきなんですね。その発言を額面どおり受けてしまうのはあまりにナイーブではないかと。

岩永　具体的に、この記述の何が問題なのでしょう…。

岩田　日本の研修医制度は問題だと前から思っていて、何年も経験しないといけない。これは寿司屋の徒弟主義と同じ理屈で、一人前になるには年数が必要になる。しかし僕は、これは嘘だと思っていて、日本の研修医制度は効率が悪いからです。なんでもアメリカと比較するのはよくありませんが、研修医制度に関してはあちらのほうが効率よくできています。

岩永　何が違うのですか?

岩田　ボリュームが違います。たくさんの患者を短期間で診ることができます。それは主治医制度にこだわらないからです。感染症患者であれば、コンサルタン

可する。パッケージに消費者庁許可と表示される。認可商品数1061点（2019年1月10日現在）。

津川先生の本　『世界一シンプルで科学的に証明された究極の食事』（序章、10頁の脚注参照）。

トとしていろんな主治医の相談を受けることで、たくさんの事例を毎日、幅広く診ることができる。自分だけが主治医で担当していると、そんなにたくさんの患者経験ができませんが、みんなで情報をシェアし、チームで診ることによって、日本の初期研修の2年間とは密度が違う経験ができます。日本だと「10年以上経験…」、こんなの、単に能率が悪いだけなんです。それと日本の場合、研修のストラクチャー（構造）がないんですね。10年間滅私奉公すると評価されるような価値観がありますが、本来ならば、「こういうことを学んで」「こういう能力を培って」という教育のストラクチャーがなければいけません。あちらだと研修に関する**シラバス**があって、もちろん日本にもありますが、日本の場合は概念的な単なるシラバス表にすぎなくて、本当にそれができるかどうかは求めていないんですね。つまり、実質がともなっていない。

岩永　なるほど、10年は確かに長いですね。どのくらいの期間が適切ですか…？

岩田　医学情報を扱うのであれば、きちんと勉強して、リテラシーを身につけて、クリティークの能力も獲得する必要がありますが、1週間もあればできるはずです。

シラバス　大学等において、1年間または1学期間の講義内容の概略、あるいは計画書。この言葉は、元来は羊皮紙のラベルを意味するギリシャ語に由来。

岩永　1週間…!?　何を勉強するのですか…。正直、一般の記者が医療情報を扱えるようになるのに、1週間ではとても足りない気がします。

岩田　1週間というのはすごく貴重な期間です。それだけの時間を缶詰になって勉強すれば、たいていの医学情報はそれなりに扱えるようなります。それは、**エフェクト・サイズ**をきちんと見るとか、分数を扱うときは分母を見るとか、分数（割り算）ではなく、引き算で見るとか、医学情報を検証するうえで押さえておくべきコツがちゃんとあるんです。

原子物理学者の**早野龍五先生**が出した**福島の個人被爆量の論文**の数値が誤りだったという報道がありました。「じつは放射線量の曝露が3倍でしたが、しかし健康への影響はない」としたことで炎上したわけです。**でもモノの効果を検証する場合、割り算で見るというのは必ずしも適切ではないのです。**１００分の1のリスクのあるものが、１００分の3のリスクになった場合、3倍です。それして、10％のあるリスクが30％になると、これも同じ3倍なんです。後者の場合、30％のリスクなのですごいリスクですが、前者では1％が3％になるリスクというのは現象的には微々たる違いにすぎず、誤差範囲なのです。もっと言うな

エフェクト・サイズ（effect size）　「効果量」のこと。異なる群間での平均値の差の程度、変数間の関連の強さなどを、データの単位に左右されないよう標準化した効果量の指標のこと。研究の目的、デザイン、アウトカムに基づいて最も適した形の効果を選ぶ。

早野龍五先生（1952年生まれ）　東京大学大学院理学系研究科名誉教授。スズキ・メソード会長。放射線影響研究所評議員。福島第一原子力発電所事故に際しツイッターで情報発信をはじめ、一時ツィッターのフォロワー数が15万人を超えた。

らば、1円が3円になるのと、1万円が3万円になるのでは、まるで違う話です。大事なのは割り算でなく引き算でして、「3万円－1万円＝2万円」「3円－1円＝2円」なんです。この2万円と2円の違いの妥当性で判断しなければわかりません。でも割り算のロジックで、「3倍になりました」というと、ものすごく大きな違いが出ているという印象を与えかねない。臨床データを見るときも、必ず引き算で見ることによって、本当の違い（リアル・ディファレンス）を見ることができます。製薬会社のMRさんがよく、「薬の効果が80％アップしました」というのは全部割り算の話なんです。だけど、「引き算できちんとチェックする」「分数でなく、分母をきちんと見ましょうね」とするだけで、医療情報の見方は各段に変わりますし、こんな話は15分もあれば伝えることができるんです。

科学は立場をつくらない

岩永　早野先生の話は、福島のデータを適正に取得していたのかという問題、つまり「データの取り扱いの問題」と「計算の間違いの問題」の2つがあると思いま

福島の個人被爆量の論文
・Individual external dose monitoring of all citizens of Date City by passive dosimeter 5 to 51 months after the Fukushima NPP accident (series): 1,2.

す。さらにプラス・アルファの問題として、放射能問題が安全かどうかという論点の対立において、早野先生はどちらかというと安全を実証する立場で検証を行っていて、それに対して反対の立場の人たちもいる。すごく感情的な反発というか、不安を感じてしまう人たちの根拠として、「そもそも早野先生らが数字をごまかしていたんじゃないか」という想いが上乗せされていると思うのですよ。

岩田　そもそもその考え方が間違いなのです。というのは、科学というのは立場をつくってはダメなんですね、〇〇派みたいなものを。「福島での放射線量の曝露が福島の方の健康に害があるのか」『あるとすれば、どれくらいあるのか」、あるいは「ないのか」、論点はここだけのはずです。でも、「早野先生は安全派だから…」という捉え方をしますと、例えば、朽木先生のこの本を読んで、「朽木先生って、何者…？」というヒトの問題は、この本のコンテンツ（モノ）とは何の関係もなくて、要は、この本のコンテンツの妥当性だけが問題なわけです。だから「論文の数字にエラーがありました。落ち度があったのでなおします」でいいわけで、人間には必ず間違いがありますから、間違っていたらなおせばいいんです。大事なことは、福島の人たちの健康に影響を与えてしまうほどの「意味のある違い」なのかどうかということです。

岩永　早野先生の間違いは意味のない違いと捉えるほうが、医学的には妥当な判断とお考えなのですね。

岩田　それだけの話です。それを煽り立てるのであれば、科学の議論ではなく、政治の議論になってしまう。政治は科学ではないし、**科学をクリティークできるのは科学だけなんです**。これはよく申し上げることなのですが、科学は長所も欠点もよくあります。でも科学の欠点を曝露することができるのは、科学だけなんです。宗教的な見地とか、ヒューマニズムでは科学の欠点を曝露できないんです。このことを多くの人が誤解している。早野先生の論文の問題点を曝露できたのも科学的検証以外の何者でもないし、その問題がどれくらいのエフェクト・サイズなのかを吟味できるのも、科学的方法だけです。ヒューマニティとか、感情とか、価値観とか、立場は関係ないわけです。そこをごちゃごちゃにすると、間違った議論になる。このことの典型が**HPVワクチン**の失敗の構造です。

岩永　今のお話の一部分はとても賛成で、もう一部分はとても疑問に思います。科学的結論は科学的に決着をつけるというのはそのとおりと思います。でもそれ

HPVワクチン　子宮頸がんをはじめ、膣がんなどの病気の発生にかかわるHPV（ヒトパピローマウイルス）の感染に対して予防効果のあるワクチン。日本では2013年から定期接種となったが、接種後の有害事象などの問題もあり、厚労省は「接種の積極的な勧奨」を一時中止している。HPVワクチンと有害事象の調査研究が行われているが、因果関係を示す明確なデータは示されていない。

を一般の人たちに伝えるときに、科学のコトバだけでは納得できないのではないでしょうか…。先生が専門としている感染症やワクチンの世界でも科学的にメリット・デメリットを天秤にかけて、「メリットのほうが多いから現時点ではこの治療法に妥当性がある」とするのはとても科学的な判断です。でも福島で生活している人の感覚からすると、例えば、「目の前にいるこの子に何かあったらどうしよう」とか、「自分の周辺で大変な思いをした人がいる」とか、そうしたときに科学的事実を伝えたとしても、それを受け止める側にしてみれば、「科学のコトバ」だけでは判断しないですよね。

岩田　そのとおりです。だからこそメッセージは科学的に出さなければならないわけです。例えば、「子供に何かあったら…」と心配する人にこそ、「科学的にはそのような心配はないんですよ」と、ちゃんと伝えてあげることが大切で、それを妄《みだ》りに煽《あお》っては「不安ですよね」と不安を強調してしまうような情報提供はよくない。逆に問題を看過しているリスクもあって、「こんなん、たいしたことないよね」としているならば、「そうじゃないです。もっと気を付けたほうがいいです」と言わなきゃいけない。その根拠も、政治とか信念ではなく、やはり科学的データに基づくものでなければなりません。

岩永　目の前の患者さんに対して、「科学的に安全だからワクチンを打ったほうがいい」と説明しても納得しない患者さんもいます。特に、HPVワクチンではその傾向が強く、私が取材した患者さんでも、ワクチンの副作用を訴える患者に対して初診で「何くだらないことを…」という態度を示す医者もいたそうです。それが、ワクチン不信を強めているとさえ言えます。

岩田　科学的に説明しなければならないことと、その人の価値観や感情を無視するというのは、別の問題です。くだらないことを言う患者さんなんて誰一人もいませんし、そのコトバには必ず意味があります。そして個人個人の価値観はすごく大切で、だからこそ間違った情報で説明してはいけないし、ワクチンにしても最終的には個人の自由で、医師に強制権はありません。インフルエンザ・ワクチンはインフルエンザを減らす最良の方法で、罹患したくなければ打つしかないのですが、「ワクチンに5千円も払いたくないから打ちたくない」という人に対して、5千円の価値と、インフルエンザに罹患する価値のどちらがベターかなんて、僕には判定できないのです。しかし少なくともワクチンには効果があることはきちんとお伝えするべきで、いろんな人がいるからといって、「ワクチンは効かない」とか、「ワクチンなんて打たなくていい」という話に転換してしまうのは間違いです。プロの行政、プロの公衆衛生の専門家、プロの編集者、プロのメディア、プロの医療者は、全部そこを踏まえないといけなくて、大衆が求めているからといってデータも検証せずに情報発信をしてはいけません。つまり、情報の受け手の欲望に寄り添ってはダメなんです。それは**デマゴーグ**のやることです。

岩永　科学的に不合理な判断をする人に対して、例えば、推進派の人たちはSNSとかで「反ワクチン」とか「放射脳（「脳」の字を使う）」と、科学的にリテラシーの低い人たちのような言い方で批判します。そうした見下げるような態度が、余計にコミュニケーション・ギャップを生じさせているのではないでしょうか。

岩田　コミュニケーションというのは双方向性なので、相手の言い分は聞かなければいけないし、認識も聞かなければいけない。場合によっては、「自分の認識は誤っていました」と考えを改める場でもなければなりません。「放射脳」と見下

デマゴーグ　扇動政治家。意図的に虚偽の情報を流し、嘘をついて人を扇動しようとするさま。

げる人たちがいるからダメというのは、また別の問題です。データはデータでちゃんと示さなければいけないし、そもそも見下げることと科学は関係ないわけです。**アーミッシュ**はよく「反ワクチン」の人たちと思われていますが、**調査してみると**、ほとんどの人はワクチンに対する価値感は中立で、「打っても打たなくてもいい」と考えていました。要は「ワクチンは体によくない」とミスインフォームされているだけで、本人らはじつは肯定も否定もしていない人が大多数ということがデータで出ています。大事なことは調べることで、「見下げる人がいるかどうか」というのは、おそらく双方にいるでしょう。僕なんかも、「イワタはワクチン業者とつるんで、HPVワクチンなど推奨して、お金をもらっている」なんてあることないこと書かれて、よく見下げられてますから(笑)。

「煽り運転があるから、自動車がいけない」は間違い

岩田　今の岩永さんのお話、科学一辺倒の話だと、受け手には入っていかず、個人の主観がバイアスとしてどうしても介在してしまうというコメントを聞いて、

アーミッシュ　アメリカやカナダなどに居住するドイツ系移民の宗教集団。移民当時の生活様式を保持し、近代以前の農耕や牧畜によって自給自足生活をしている。「オルドゥヌング」という戒律があり、原則として快楽を感じることは禁止される。

オハイオ州のアーミッシュの調査
・Wenger OK, et al. Underimmunization in Ohio's Amish: Parental Fears Are a Greater Obstacle Than Access to Care. Pediatrics. 2011 Jul 1;128 (1):79–85.

２１４頁にある宗教学者の**島薗進さん**のコメントを思いだしました。「**ＥＢＭ（エビデンスに基づいた医療）は大事ですが、ＥＢＭ一辺倒では人間を理解することはできません**」と。朽木先生のおっしゃること、島薗先生のおっしゃること、先程も**マルクス・ガブリエル**の本（『**なぜ世界は存在しないのか**』）を読んでいて、まったく同じことを指摘する文章があったのですが、いろいろ間違っているんですね。ＥＢＭは人間を理解するために存在するわけではありません。これは、よく自然科学に対するアンチな人、まさにガブリエルですけれど、「自然科学だけですべてがわかるわけではない」と言うのです。

ですが、そもそも自然科学を真面目にやっている人で、「自然科学で何でも解決できる」と思っている人はいなくて、自然科学で扱える命題と扱えない命題があることをちゃんとわきまえているんです。例えば、ショパンのピアノ音楽がどれだけ優れたものかを定量化して分析する能力なんて、自然科学にはありません。ショパンの音譜を分析して「ドの音がいくつ、シの音がいくつ、と定量して、ショパンはすごいんだ」とか分析するのはナンセンスでして、自然科学の守備範囲ではないのです。あたかもＥＢＭで人間が理解できるといった仮想敵を

島薗進さん（1948年生まれ） 日本の宗教学者。東京大学大学院人文社会系研究科名誉教授。上智大学神学部特任教授。世界平和アピール七人委員会委員。宗教学、近代日本宗教史、死生学に関心を持ち、著書に『日本人の死生観を読む』（朝日新聞出版）など多数。

マルクス・ガブリエル（1980年生まれ） ドイツの哲学者。29歳でドイツの名門・ボン大学の哲学科教授に就任、ポストモダン以降の「新しい実在論」の旗手として世界から注目される。七語を操り、三語の古典語に習熟。著書に『なぜ世界は存在しないのか』などがある。

つくって、その敵に関して「ＥＢＭけしからん」みたいにファイトをしかけています。

岩永　島薗先生は、ＥＢＭけしからんと言っていたのではありません。

岩田　でも、「ＥＢＭの限界である」ことをにおわせていますよ。ＥＢＭの守備範囲でないことに対して、ＥＢＭというコトバを被せてしまうのはそもそもフェアではない。

岩永　そうではなくて、医療現場ではＥＢＭをもとに治療を提供していますが、ＥＢＭに基づいた治療の説明をして、納得しない患者さんに対しては冷淡な態度をとってしまう医者もいて、そうした前提を踏まえた発言です。

岩田　それはその医者の問題であって、ＥＢＭの問題ではない。

岩永　免疫療法や代替医療にひっかかってしまう人は、例えば、アトピーのステロイド忌避などもそうですが、ＥＢＭに基づく標準治療を提供している医者との齟齬もあって、そのフラストレーションからそちらに行ってしまうのではないかということは取材でもよく感じます。

岩田　それは、じつは大きな問題で、日本でＥＢＭを推進している人たちは

なぜ世界は存在しないのか（マルクス・ガブリエル，講談社，2018）．マルクス・ガブリエルの名を一躍有名にしたベストセラー。「世界が存在するのが当たり前なのか」「そのとき存在する世界とは何を指すのか」，構築主義を標的に据えて展開され，テレビ番組や映画の話など豊富な具体例をまじえながら一般向けに書かれた書。

ＥＢＭにとらわれてしまっている人が多いからです。**Evidence Based Medicien ならぬ、Evidence Biased Medicine**。本来ＥＢＭとはそういうものではなくて、「煽り運転があるから、自動車がいけない」という論理の飛躍と一緒で、「煽り運転は、煽り運転の問題」であって、「自動車の問題」ではないんです。ＥＢＭに同意しない患者さんを冷たくあしらうというのは、ＥＢＭを間違った使い方で運用しています。もちろん、ＥＢＭ活用者でも、そうじゃない人のほうが大多数だと思いますが、マジョリティというのは目立たないのです。これはＳＮＳで過激なことを言う人のほうが目立つのと同じ理屈です。「標準治療に載ってない医療はダメなんだ」と煽る人がいたとしたら、その人物のことを、ＥＢＭを実践しているマジョリティの代表者だと決めつけるのはバイアスだし、それを根拠にして「ＥＢＭはダメで、人の気持ちもわからない」というのは間違いです。ちなみにＥＢＭの定義をご存知ですか…？

岩永　Evidence Based Medicine ですから、エビデンス（科学的根拠）に基づく医療でしょうか。

岩田　それは単なる和訳です。「良心的かつ実直で、慎重な態度を用い、現段階で最良のエビデンスを用いて個々の患者のケアにおいて意思決定を行うこと。それは個々の臨床的な専門性と、系統だった検索で見つけた最良の入手可能な外的臨床エビデンス（the best available external clinical evidence）の統合を意味している」と**定義**しています。best available…手に入るかぎり、もっともよいものを活用して、個々の臨床医の専門能力と組み合わせて意思決定するのです。

岩永　勉強になります。ただ、本来の定義通りには流通していない印象ですね。

岩田　これは１９９０年代にゴードン・ガイアットとその師匠で「ＥＢＭの父」といわれる**デイビッド・サケットらがつくった概念**です。ＥＢＭに対する誤解は医療者側にも患者側にもたくさんあって、北米でもヨーロッパでも日本でも１９９０年代にできたＥＢＭは当初大バッシングを受けるのです。ちょうど**近藤誠先生**が一番輝いていた頃です。近藤先生はＥＢＭを活用してがんを治療すべきだと主張していたのですが、国立がんセンターの総長などからコテンパンに文句を言われたのです（**『「がんと闘うな」論争集』**）。患者を標準化して、患者の個別性を無視して、同じ治療をするのはまったくもって医学的ではないし、医道的でもないと。この頃の近藤先生はじつに正論を述べていて、むしろオーソリ

ＥＢＭの定義
・https://www.m3.com/open/iryoIshin/article/225637.

デイビッド・サケットらがつくった概念
・Guyatt GH.Evidence-based medicine.ACP J Club.1991;114:A-16.
・Sur RL,et al.History of evidence-based medicine.Indian J Urol.2011Oct;27（4）:487-9.
・Sackett DL,et al.Evidence based medicine:what it is and what it isn't.BMJ 1996;3 12:71-72.

近藤誠先生（1948年生まれ）　慶應義塾大学医学部卒業後、同大学医学部放射線科講師を経て、近藤誠がん研究所・

ティーである国立がんセンターの先生とかのほうが言ってることはデタラメでした。

さて、定義にもあるように、ＥＢＭの本質は「個々の患者」、すなわち「目の前の患者」なんです。目の前の患者に一番いい治療をするにはどうしたらいいかと考えるとき、当然自分の経験だけでは十分ではないし、「俺の経験ではこの薬を出すのが一番いいと思うが、もしかしたらもっといい薬があるかもしれないし、逆に薬を出さないほうがベターな選択かもしれない」、それを吟味しようと思ったら文献を調べるしかありません。調べた結果、「俺は知らなかったけれど、もっといい論文があって、こっちの薬のほうがいい」という論文を読んでしまった以上、その患者にその薬を勧めないで、「いや、俺のいつも使っている薬を出す」というのは当然誠実ではありません。なので、目の前の患者ありきのベターな医療がＥＢＭなんです。

セカンドオピニオン外来の所長に。著書に『患者よ、がんと闘うな』（文藝春秋）や『医者に殺されない47の心得』（アスコム）など多数。癌の手術、抗がん剤治療、ワクチン等に批判的な立場といわれる。

『「がんと闘うな」論争集　―患者・医者関係を見直すために』（近藤誠．日本アクセル・シュプリンガー出版．1997）．「がんもどき」を巡る激突対談から薬害・ホスピスを巡る共感対談まで。国立がんセンター名誉院長ら12人の専門医と語る対談集。

ミスインフォメーションが是正されないと、コミュニケーションの前提すら成立しない

岩永 本来の意味からすると、患者の個別性を無視しているという批判はあたりませんね。ただ、ＥＢＭでは足りないとして、患者の語りに基づいた医療、「Narrative-based Medicine」も提唱されていることは心に留めておきたいところです。

岩田 ナラティブについては、僕はいみじくも『**ナラティブとエビデンスの間**』という本を訳したので興味深いところです。よく、ナラティブとエビデンスは対立しない。ナラティブはエビデンスを補完する概念で、という説明がありますが、それもちょっと違うと僕は思います。ナラティブにしてもエビデンスにしても医療におけるファンクション（機能）です。あえて乱暴な比喩を使えば、車のハンドルとブレーキみたいなものです。ハンドルがブレーキを補完したり、その逆というのはないのですが、一つ間違いないのは、ハンドルやブレーキ、そのどちらがなくてもまともな運転は不可能だ、ということです。あるいは、ハンドル

『ナラティブとエビデンスの間―括弧付きの、立ち現れる、条件次第の、文脈依存的な医療―』（岩田健太郎、メディカルサイエンスインターナショナル、2013）Integrating Narrative Medicine and Evidence-based Medicine: the everyday social practice of healing の翻訳本。診断や治療に重点をおき、具体的なケースを示しつつ、ナラティブとエビデンスとのかかわりについて、医療実践のプロセスとして追体験できる内容。

とブレーキのどっちが大事なのか、という議論は不毛だ、ということです。要するにナラティブもエビデンスもどちらも大事な医療の機能で、どっちが偉いとか大事ということはない。そう考えると、ＥＢＭとかＮＢＭみたいに「based」という言葉を使うのがそもそも問題なのかもしれません。なにかに優先順位があるかのような錯覚を与えますから。

ＥＢＭにおいて、「この薬がいい」というのはあくまでも科学が言っていることであって、「死亡率が下がる」「痛みが改善される」「ＱＯＬがよくなる」などのアウトカムという指標にすぎないのです。でも世の中には「こんな高い薬に金をかけるぐらいなら寿命が短くなってもいい」という人もいます。なので、個人の価値観にＥＢＭは立ち入ることはできない。そこはＥＢＭの守備範囲ではありません。エビデンスは他人のデータにすぎないので、個々の患者の価値観に入っていけるわけがありません。

岩永　島薗先生の一文も同じことを言っています。科学的根拠を調べ、この患者に最善と思われる方法を提示しても、「いや、このままタバコを吸って死にたい」という価値観があるかもしれないと。ＥＢＭの運用が理性的にやられていないのかもしれませんと。

岩田　そのとおりです。コミュニケーションについては、**私も本に書きました**が リスク・コミュニケーションが必要で、ＥＢＭにできるのは選択肢の開示だけです。選択肢を最初から否定してしまうのは、ＥＢＭ以前の医療、論文も読まずに「俺の経験値から正しい」というパターナリズムと大同小異です。

　１９９０年代までの医療は、「がんは切るに決まっている」でしたが、近藤先生は、「化学療法、抗がん剤のデータもあるから患者を十把ひとからげで扱うなんていけない」と主張して、当時ものすごく叩かれたわけです。あの頃の近藤先生はめちゃ正しかったんです。予後の生存率が改善するデータがあるのに見せもしないで、従来どおりの自分たちの恣意的医療を患者さんに提供するのは不誠実です。ですので、医療者の義務は、データはちゃんと出さなくてはならない、それから嘘を言ってもいけません。

岩永　データからすると、**ＨＰＶワクチンは子宮頸がんの前がん病変を減らす**ことがわかっていますから、その行き着く先の子宮頸がんも減らすことが予測できますね。

私も本に書きました
（岩田健太郎．「感染症パニック」を防げ！リスク・コミュニケーション入門．光文社新書．2014）．感染症内科医の著者が自身の経験を交えながら、感染症を題材としたリスク・コミュニケーションのあり方を教える一冊。

ＨＰＶワクチンは子宮頸がんの前がん病変を減らす
・FUTURE II Study Group. Quadrivalent vaccine against human papillomavirus to prevent high-grade cervical lesions. N Engl J Med 2007; 356: 1915-1927.
・Paavonen J, et al. HPV PATRICIA Study Group. Efficacy

岩田　それはほぼ間違いない。副作用はその効果に比べればずっと少ない。それがデータです。確かに副作用に苦しむ人がいるかもしれないというのは事実かもしれないけど、少なくともワクチンを打ったほうがベターなわけで、世界中で推奨され、多くの女性、男性に打たれています。ところが日本の場合、全然打たれてない。それはインフォメーションの誤謬があるからです。専門家ですらちゃんとしたデータを提供していない。厚労省もです。メディアもそのことを全然報じない。ミスインフォメーションやノー・インフォメーションが是正されないと、コミュニケーションの前提すら成立しません。患者さんには情報を与えられるべきなんです。そのうえで自分の価値観を言うのはいいのですが、選択肢も提示されないままに「これで治療します」「いやです」「ではさようなら」では一番ヒューマニティに欠ける医療だと思いませんか？

岩永　おそらくＨＰＶワクチンについては日本で一番情報発信している記者の一人だと思うのですが、まだ情報提供が足りないし、基本的な情報が伝わりきっていないと認識しています。

of human papillomavirus (HPV)-16/18 AS04-adjuvanted vaccine against cervical infection and precancer caused by oncogenic HPV types (PATRICIA): final analysis of a double-blind, randomized study in young women. Lancet. 2009 Jul 25;374 (9686):301-14.

科学は信じるな。科学の限界を知ってこそ、科学である

岩田　それからまだありまして、２１３頁の「**生殖医療の発展による命の選別だけでなく、ｉＰＳ細胞やゲノム編集の研究が急速に進み、放っておくと何が起こるかわからないという危機に我々は直面しています。どうやって止めるかと考えても、止めようがない**」。この文章を読む限りわかるのは、「ｉＰＳ細胞やゲノム編集の研究は…危機」と読み取れることです。でも恩恵かもしれない。「どうやって止めるかと考えても、止めようがない」となると、止めなくていけないことを**インプライ**しているわけです。だけど、その前の文章には「『**人間の体の自然を取り戻そう』とする志向が背景にあると、島薗氏は説明します**」とあります。「人間の体の自然…」という意味がわかりません。仮に人間の体の自然というものがあったとして、それは取り戻さなくてはならないものなのか。なぜ取り戻さなくてはいけないのか。それ以外の選択肢がないのか。その辺の吟味がなくて、自然とか、ナチュラルとか、スピリチュアルとか、**バズワード**で思考が止まってしまう。生殖医療の発展は、なんらかの危機があるかもしれないけど、恩

インプライ (imply)　暗に伝える、ほのめかす の意。

バズワード (buzzword)　もっともらしいけれど実際には定義や意味があいまいな用語。

恵もあるかもしれません。

岩永　そのことをこの文章の前段で書いているのです。若いときになかなか産めないという社会的状況があったり、孤独な子育てなど女性の置かれている状況があったりして、さらに医療技術は発達しているからなかなか諦めきれないし、お金はかかるけれど…と書いてあります。

岩田　すべてのテクノロジーには恩恵になるところとリスクになるところと両方あります。であるならば、何が恩恵で、何がリスクかを語ってはじめてまっとうなリスク・コミュニケーションになると思います。自然というあいまいなコトバで止まってしまって、雰囲気を煽ってしまう。この文章を読むと、「自然科学は危うし」という印象だけを残してフェードアウトしているように感じられてしまいます。

岩永　う～ん。自然科学を否定しているわけではないので、もう少し、じっくりと読んでいただきたい感はあるのですが…。

岩田　ここまではいいんです、よくある現代思想の本にあるパターンです。その次の２１５頁の「**ここでふと、疑問に思ったことがあります。そもそも、なぜ、**

私は科学の言葉を信じているのか、と」。でも、科学は信じてはダメなんです。科学というのは疑うのが前提なので、信じてはダメなんです。科学を信じていいという前提を受け入れてしまうと、「科学」対「アンチ科学」といった対立構造が生じてしまいます。科学は常に間違っている可能性を内包しているから科学なのであって、「科学が常に正しいとは限らない」というのは当たり前なんです。正しいということを自然科学者が信じてしまっているという前提が、アンチ科学の人たちの仮想敵を増やしてしまっているところがあるわけです。今は「これがいい」としていることが、5年後、10年後にはひっくり返っている可能性が高いことを承知していなければなりません。

岩永　朽木君の説明をカバーすると、次の文章の「**現時点でもっとも確からしい方法を示しているのが、科学だからです**」と言っています。それに対して、スピリチュアル的な方法で病気を治すのは呪術のようなもので、偶然の産物と否定しています。

岩田　でも、「科学の言葉を信じる」と言ってしまうとアカンのです。本というのはコトバなんで。

岩永　先生は、科学を信じているから、科学に基づく治療を提供しているのではありませんか？

岩田　科学にできるところ、つまり科学の守備範囲のところをです。また、データの中で、データの間違いを指摘できるのは科学的手法だけなんです。僕の霊感で指摘はできない。俺は島根県出身だから、このデータはおかしいともできない（笑）。

岩永　アハハ…（笑）

岩田　科学的方法はしばしば間違いますが、間違ったときにそれを克服する方法を模索するのも科学的方法だけなんです。もちろん科学で扱えないものもたくさんあります。科学的データを示されても、それでも残される患者さんの不安など…。まさに**ウィトゲンシュタイン**が言ったようにわれわれが扱える世界がわれわれの扱える世界であって、その外にあるものについては「沈黙しなければならない」。失礼ながら、メディアはそれを混同している。科学の対象でない問題、患者さんの不安だとかは、そもそも科学の問題ではないのに、科学の問題であるかのように、ＥＢＭの問題であるかのようにしてしまう。ＥＢＭを扱う医者の態度はそ

ルートヴィヒ・ウィトゲンシュタイン（1889-1951年）　オーストリア出身のイギリスの哲学者。ケンブリッジ大学のバートランド・ラッセルのもとで哲学を学び、第一次大戦後、ラッセル等の助力もあり『論理哲学論考』を発表。オーストリアで小学校教師となるが、父母らに教育方針を理解されず辞職。その後ケンブリッジ大学教授になる。以後の言語哲学、分析哲学に強い影響を与えた。

もそも科学の問題ではないのです。それは医者の態度の問題として議論すべきで、それがいつの間にか「EBMは…」という主語になってしまう。

岩永　「EBM一辺倒では」としていますよ。それと島薗先生は「EBMは必要だ」といつもおっしゃっています。

岩田　EBMは目の前の個別の患者さんにベストな医療を提供するためのものです。文意からはEBMでないことを島薗先生はおっしゃっているように思われます。つまりEBMでないものを、EBMというコトバを神格化するように使っているわけで、文章としては不適切なんです。

岩永　「科学とか…」のほうがよかったかもしれませんね。じつは同じ箇所を私もピックアップしていて、朽木君と少し取材対応が違うところでもあります。彼は医学教育を受けているので、かなり医学に信頼を寄せているところが多い。私は宗教学をやっていたので、医学だけでは無理であると、当時のメモにも「私は少し意見を異にする。科学が得意なところはもちろんあるが、科学が不得意なところももちろんある。緩和ケア、終末期医療、難病など」。そこで科学に限界があるもの、医学で限界があるものに、どう医学が向き合うのか、お聞きしたいのですが。

岩田　科学の限界というコトバが、そもそも科学の守備範囲を規定して、それに失敗しているように思わせるところがおかしいのです。例えば、緩和ケアで患者さんの心の安寧をどうするのかというのは、自然科学の守備範囲ではないので、限界というコトバがあてはまらない。そこは科学で目指す場所ですらない。科学が目指すべきなのは「どうやって痛みをとるのか」「息が苦しければ、どうやって楽にするのか」でして、不安も薬でとれるかもしれません。でもその次に出てくる命題は自然科学の領域を超えますね。つまり「薬で不安をとってしまって、本当にいいのだろうか…」「不安を取れば心の安寧となるのか…」。この命題は科学では扱えない。でも科学は「この薬を飲むと、不安が何％改善されますよ」ということは数値化できる。これは科学でしかできないし、他の領域でやってはいけないところです。徹頭徹尾、コトバが何の話をしているのかを明確にし続けることがすごく大事なのに、ＥＢＭの話をしているのかしていないのか、科学の話なのか。科学の限界としてしまうと、科学がその限界に挑まなくてはいけない、もしくは挑もうとしているような**インプリケーション**を与えてしまいます。「何

インプリケーション（implication）「含意」「含んでいる意味」といった意味。「結果として生じる影響」などといった意味で使われることも。

が」「何の問題なのか」を明示化しないと、ナイーブな科学批判になってしまう。

ものごとにある「底意」に敏感になる

岩田　この本で扱っているのは医療です。医療だと、科学よりもう少し広い範囲になりますね。

岩永　朽木君が対象にしているのも医療であって、医学とか科学的データというのは患者と向き合うときの材料の一つです。科学データを示すことも必要だけれども、それ以外の部分も考える必要性があるのでは…というのが、本書のスタンスです。

岩田　その本意は十分に伝わっていないところがあるかと思います。邪推かもしれませんけれど、やっぱり書き手がごちゃごちゃにしているところがあると思います。科学と科学の守備範囲でないところを混同し、「自然科学だけではできないじゃないか」というあらぬ仮想敵をつくっているように読み取れます。

岩永　それは違います。「自然科学は、医学はダメじゃないか」ではなくて、「自然科学、医学だけでは足りないのではないか」ということです。

岩田　「底意《そこい》」みたいなところがありませんか。差別と一緒で、表面的にはみんな差別を否定します。「誰も人種差別はしませんか。でも差別は存在する。その差別はどこからくみ取るかというと、「私は差別をします」という明文ではなくて、そこはかとなく「やっぱり〇〇人はああだよね」という文脈からくみ取れる。「それ、差別表現じゃないの？」と指摘すると、「それは差別ではなく、区別しているだけ」と言うのです。自然科学に対する内的なアンチテーゼをそこに明確に感じとることができても、本人は「そういうつもりじゃなかった」と言うし、本人にはそれは明証できない。差別感情を持っていないことを自分で明証できないからです。かくいう僕自身も、どこかで何等かの差別感情を持っていると思うんです。人に聞かれたら、「そんなつもりは全然ありません」と言います。けれどもどこかに底意が潜んでいる可能性は否定できません。

岩永　もしかしたらそういう部分があるかもしれません。でも逆もあると思うのです。「自然科学だけではない、それだけで患者を診ているのではない」とする医師の中にも、自然科学だけで価値判断し、患者にその価値感を押し付けたりとか、リテラシーのない人間だと見下したりしている、そうした底意もあると思います。患者にしてみれば、そうした底意を逆に感じとって、代替医療のような世界に行ってしまうのではないかと。

岩田　そういうことはあると思いますね。

岩永　ワクチンや抗がん剤否定、免疫療法などの自由診療に流れる患者を取材していると、表面上は患者の話を聞いているようでも、やっぱり科学の判断を押し付けているような医療者側の腹の底を感じて、そっちに行ってしまうというケースはあるのではないかと思います。

岩田　よくわかります。**医療化（メディカライゼーション）**というのは大きな問題でして、医学領域の人たちは医学のことしか勉強してないので、医学以外の**モダリティ**とか、お金の問題とかをあまり考えないのですね。患者さんを前にして、「医学的に正しい治療である」と考えると、思考がそこで止まってしまい、医学的に正しい治療にはどんどんリソースをつぎ込むべきで、それ以外のお金などの事象には配慮がまわらないことが多いのです。新薬が日本で売れるのはそのためでして、値段が高くてもいい薬だからと患者のために出すのですが、患者は

医療化（メディカライゼーション）　ここではすべての問題…、たとえ医療的問題でなくても…をすべて医療という枠組みで捉えてしまうこと、という意味。

モダリティ（modality）　話している内容に対する話し手の判断や感じ方を表す言語表現のこと。

もしかしたらそんなものに金を払いたくないかもしれない。もっと安くて効果は少し落ちるけれど、ざっくり見れば、「新薬と同じみたいな薬」はいっぱいあるので、患者のニーズに合せて、効果が少し落ちる薬だけどベターな薬を選べばいいのですが、日本の医者はそういう視点ではあまり選ばないですね。岩永さんのおっしゃるように、本当は科学では決めてはいけない領域にまで、科学者が入っていってしまうというのはよくある話です。だからこそ「科学で語るべき領域」と、「科学で語ってはいけない領域」、そして「グレー・ゾーン」を分けなければならないし、ウィトゲンシュタインの箴言のように、**「沈黙しなければいけない部分」と「しゃべってもいい部分」というのは常に厳しく区別し続けること**、特に自分に対してはものすごく厳しくする必要がありますね。多くの人は自分に甘いので、その辺がごちゃごちゃになっていて、それがこの本の中にも見られます。科学の議論なのか、科学以外のところの議論なのか、否定論みたいなものを上乗せさせているのか、厳しく吟味し、文章も「そんなつもりがない」ならば、「そんなつもりはない」という書き方をされなければなりません。

岩永　沈黙しなくてはならない部分を区別すべきというのは、そのとおりですね。ただ、科学の議論なのか、科学以外の議論なのかを医療の分野でそれほど明確に分けられるのかは、また考えたいと思います。

どうせ結婚するならとことん好きになればいい

岩田　ようやく最後になりますが…（笑）、１８９頁の「**もちろん、自分の担当医が高いコミュニケーション能力を持っていたとしても、セカンドオピニオンを求めることは健全なことです**」という記述がありますが、これはそのとおりです。でも次の「**その際は、『がん拠点病院』など、できるだけ専門性と社会的責任が大きいところでお願いするのがよいでしょう**」とありますが、これは間違いです。社会的責任が大きいところでデタラメをいう人なんて、うえは某国の総理大臣からアメリカの大統領まで…（笑）、たくさんいます。どの病院、どの医者に当たればいいかなんて、判定することも明示することもできません。専門病院なら大丈夫というのは憶見にすぎなくて、そういう情報を信じてがん拠点病院や大学病院へ行けばいいだろうと考えて、失敗するのです。大学病院に行ったからといってダメな医者にぶつかる可能性も低くないし、がん専門病院に行っても間違ったことを言われる可能性もあります。メディカライゼーションで標準治療しか教えないということもしばしばです。

岩永 ただ、「地域で、どの病院にかかればいいのか？」というのは必ず聞かれる話です。

岩田 でしたら、そういうときこそ、沈黙すればいいのです。

岩永 医療コンサルタントが提供している**イシュラン**という医師病院探しサイトがあるのですが、そのサイトでは技術に加えて、医師との相性をデータとして出しています。その相性は患者さんのアンケート結果を反映したもので、「学究型」「リーダー型」「聴き役型」「話し好き型」と4つのタイプに区分けして、最新のデータをきちんと示してくれる「学究型」の医師が自分に合っているのか、話をじっくり聞いてくれる「聞き役型」がいいのか、選べるのです。セカンドオピニオンというと、病気が治る治療法を聞くためにあると思いがちなのですが、セカンドオピニオンの医師選びの要素は、じつはそれだけではないように思えるのです。

岩田 医師選びの基準はいくらでもあるんですよ。それこそ結婚相手を決めるの

イシュラン 信頼できる情報提供をポリシーに、科学的根拠にもとづく検査や治療を行なっている病院や医師を、疾患別に一覧リストで紹介するウエブサイト。２０１９年１月時点では乳がん、血液がん、婦人科がんに対応。

と同じで…（笑）、腕の良し悪し（技術）だけで結婚相手を決める（何の技術かわかりませんが）、それだけで結婚相手を決めるなんてありませんよね。もちろん相性も大事で、明らかに相性が合わない人を主治医にするのはお互い不幸になるだけでやめておいたほうがいいです。逆に、相性がよければいいかというと、「この先生、めちゃいい先生！」と思っていても、医療的にはやっていることがデタラメの先生もいるわけでして…（笑）、まさにがんの免疫療法の世界の話で、相性を医師選びの根拠にするというのは諸刃の剣です。

岩永　どうしたらいいでしょう。

岩田　自分の主治医が正しいかどうかを見極める方法はありません。相性のポイントから「これはダメだ」という判定は可能ですが、ほかのポイントについては患者側からこの医師のバリディティ（妥当性）を、技術でも知識でも何でもいいですが、判定するのはほぼ不可能です。でも、不可能だということに気づいてもらうことが大事です。**『「患者様」が医療を壊す』**という本を書きましたが、この人を主治医と決めたんだったら、その人を信頼したほうが、信頼しないよりはいいですよ、と主張しています。これは一種の**ピグマリオン効果**で、「この医者、

『「患者様」が医療を壊す』（岩田健太郎．新潮社．2011）．「お医者さんはえらい」というフィクションを信じることから本当の「患者中心の医療」が始まるという視点から、医療現場のコミュニケーションのあり方を論じている。

ピグマリオン効果　教育心理学における心理的行動の一つで、他者から期待されることにより成績が向上すること。教育期待効果、ローゼンタール効果とも。

本当に大丈夫かな…？」と猜疑心に満ちた目で主治医にあたるよりは、「もう、この先生なら大丈夫！」と信頼してかかったほうが人間関係もよくなるし、主治医も患者の質問に快く答えてくれると思います。おそらくは病気も治りやすい。医師にしたって、疑ってかかる人相手には身も心も尽くせないですよね（笑）。

岩永　そりゃ、そうですね（笑）。

岩田　懐疑的な患者さんは、どちらかというと短めに診たくなりますよね。

岩永　そういうものですか…。ただ、患者も信頼できない医師とは長く話をしたくないでしょうね。

岩田　どうせ主治医にするのなら好きになったほうが、嫌いになるよりは…、夫婦と一緒ですよね（笑）。どうせ結婚するなら、そうなんです。もちろん結婚しないという選択肢もありますが…（笑）。

岩永　アハハ！（笑）。

岩田　いろいろと当事者を前に耳の痛いことを申し上げてしまいましたが、すごくいい本ですよ。そもそもこういう視点の本が存在しなかったので、後段の話はあくまでも各論です。

2章：統計に基づく正攻法の落とし穴

津川友介著・『世界一シンプルで科学的に証明された究極の食事』

サッカー日本代表と日本の医療は、最新のものが最善

岩田　津川先生の本はかなり画期的な本で、一番すばらしいのは、この本が売れたことです。この手の本は売れないんですよ。タイトルがよかったのか、悪かったのか、本人はこのタイトルにはしたくはなかったと思いますが、「世界一」「シンプルで」「科学的に」「証明された」「究極の食事」、この煽り文句が上手で、東洋経済新報社やダイヤモンド社はこういうタイトルの本が多いのですが、健康本と

対談時メモ
津川友介医師の専門は，医療政策学や医療経済学．共著の『「原因と結果」の経済学』（ダイヤモンド社）は，2017年「ベスト経済書」1位に選ばれ，「**女性医師の方が男性医師よりも腕がいい**」の論文は，2017年発表論文の世界3位に評価された（英国オルトメリック社）．本書（東洋経済新報社）も発売10日で，4刷10万部の売れ行き．タイトルどおり「科学的に証明された食事法」は，巷間にあふれる健康トンデモ本とは明らかに一線を画す本だが，本書もクリティークの対象となった．

女性医師の方が男性医師よりも腕がいい
・Tsugawa Y et al. Comparison of hospital mortality and readmission rates for Medicare patients treated by male vs female physicians. JAMA Intern Med. 2017;177 (2):206-13.

してはある種の怪しさがあるわけです。

岩永　でも、この本は逆手にとっていますよね。

岩田　ええ。タイトルに比べると、科学的に妥当性の高い本で、そのような本でもちゃんと売れるというところに日本社会の成熟を感じますし、もっと長いスパンで考えると、昔に比べて確実に日本人はかしこくなりましたね。例えば、心霊写真なんて、今誰も信じないでしょ。**川口浩探検隊**とか、あと**口裂け女**、**ツチノコ**、**ノストラダムスの大予言**とか、僕が子供の頃はかなり迷信やデタラメが流布していて、頭から信じ込んでいる人が結構いました。あの頃と比べると、「メディアリテラシーがどうのこうの」とか、フェイク（嘘）があるにしても、少なくとも昭和40年代、50年代に比べれば、今日の日本人のほうがはるかにリテラシーは総じて高くて、全体的にはよくなっている。このことを証明するデータは結構あって、世界的にも**人間は昔に比べて頭がよくなっています**。

岩永　そんなデータがあるんですか…。

岩田　ちゃんと調べられていて、１９１０年代の第一次世界大戦前後の地球人は知らないことばかりで、総じて知識が少なくて、デマやデタラメ、迷信なんか

川口浩探検隊　76～86年にテレビ朝日系列で放送された特別番組『水曜スペシャル』。猛獣・未確認動物（ＵＭＡ）・少数民族などを求め、川口浩探検隊が世界の秘境でサバイバルを行い、隊員が罠にかかる、蛇に噛まれるなどの大胆な演出が人気を呼んだ。

口裂け女　都市伝説の一つ。口元を完全に隠すマスクをした若い女性が「私、きれい…？」と訊ねてくる。「きれい」と答えると、「これでも…？」と言いながらマスクを外す。するとその口は耳元まで大きく裂けていた、というもの。

ツチノコ　日本のＵＭＡの一種。鎚に似た形態

を信じているわけです。それが第二次世界大戦頃になると少しましになって、さらによくなって現代に至る。平成が終わって令和となり、今の日本人というのはリテラシーの観点からいうとアップ・ベスト（一番いい）で、昔の日本人、江戸時代とかの日本人よりも圧倒的にリテラシーが高いわけです。「昔はよかった」というのは哀傷的な思い込みにすぎなくて、医療も今の医療が一番よくて、最高なんです。これは医学的な側面もそうだし、医療的な側面もそうだし、例えば、昔の医者の態度の悪いことわるいこと。

岩永　う〜ん、確かに…（笑）。

岩田　そりゃひどかったですよ。特に風邪をひいて医者にかかろうものなら、「俺はまだ昼めし食ってない。今からポッキーを食べてくるから、待ってろ」（笑）、そんなの今じゃ絶対許されないけど、当たり前でした。

岩永　昔はお医者さんが偉かったですよね。

岩田　いろいろ問題があるにしても、サッカーの日本代表と日本の医療は、最新のものが最善なんです。

岩永　アハハ…（笑）。

で胴が太いヘビと形容され、北海道と南西諸島を除く日本全国で目撃例がある。2メートル以上ジャンプし、非常に素早いとされる。

ノストラダムスの大予言（五島勉．祥伝社．1973）　ミシェル・ノストラダムス（1503-66年）著『予言集』の「1999年7月、空から恐怖の大王が来るだろう」というフレーズが人類滅亡説と解釈され、世間を騒がせた。

人間は昔に比べて頭がよくなっています　「人間の知能指数（IQ）は、年々上昇し続ける」。この現象は、ニュージーランドオタゴ大学のジェームズ・フリン教授が84年の研究論文で示したことから「フリ

岩田　その証拠に20年前の日本代表のサッカーの試合のビデオを見てみるといいですよ。下手すぎて見てられないんだから。タイムマシンがあって昭和50年代の医療現場を見たら、間違いなく今の日本の医療のほうがましだと思います。

岩永　インスタグラムやツイッターでも、子供の頭に**キャベツを被せて、熱を下げる、デトックスする**とうたう画像などがいまだに紹介されていますね。あれもデタラメ。むしろ、リステリア菌感染のリスクも言われています。ＳＮＳの普及で誰もが発信しやすくなって、むしろデマ情報は拡散されやすくなりました。

岩田　昔からそういうのはよくありましたが、ＳＮＳのおかげで、潜在的なデマカセというのが表に出やすくなりましたね。

エビデンスとは「近接性」

岩田　津川先生は、この本で「大事なのはエビデンス」と言っています。「エビデンスとは何か…？」という話ですが、僕の見解を申し上げると、それは「近接性」の問題なんです。例えば、岩永さんにとっていい食事というのは何か、これはわ

ン効果」と呼ばれる。ただし、フリン効果には懐疑論もある（Kremer W. Are humans getting cleverer? 2015 Mar 2（https://www.bbc.com/news/magazine-31556802:Accessed on Feb 6, 2019）。

キャベツを被せて、熱を下げる、デトックスする　ヨーロッパの民間療法（https://www.buzzfeed.com/jp/yasumimorito/cabbagepillow）。

かりません。なぜわからないかというと、「何かを食べて痩せた」とか、「何かを食べて気分がよくなった」というのは、その食べ物の効果かどうかを証明できないからです。睡眠時間のせいかもしれないし、たまたまいいことがあって気分が高揚したとか、いってみればプラセボ効果ですね。

プラセボ効果というのは、薬を飲んだ薬効ではなくて、薬を飲んだことで効いた気がするんです。これは如実に存在します。僕が一番プラセボ効果を痛感したのは、マラソンの初心者のときに膝が痛くなって、痛み止めのロキソニンをもっていたので、それを口の中に入れた途端に膝の痛みがふぅ〜と消えたのです。「これがプラセボ効果か！」と思いましたね。じつは体の中には痛み計というのはなくて、痛みそのものは主観で、しかも本人しかわからない。ロキソニンは腸から吸収されないと薬効が絶対発揮されないはずなのに、口の中に入れた瞬間に…です。多くの人はこのプラセボ効果の恩恵を受けています。

岩永 逆にノセボ効果というのもありますね。

岩田 ええ。「ダメだ」と思うと、どんなものでもダメに感じてしまいます。

話を戻しますが、岩永さんにとってのいい食事というのは科学的に証明するのは難しい。そのときに何ができるのかというと「比較」なんです。ある食事をとった場合と、とらない場合を比較する。そのことによってどっちの食事がベターかを証明します。ところが世界には岩永さんは1人しかしない。一卵性双生児でも、遺伝子が同じでも生物的には別人です。するとパラレルワールドがない限り、同一人物を2人連れてきて、どちらかを介入、どうちらかを不介入という比較ができない。そこで他人の力を借りるわけです。すなわち５００人を集めて、食事をとる群ととらない群に分けて結果を見る。**５００人のデータが本当に岩永さんという個人に効くかどうかはじつは誰にもわからないんです。**原理的にもわからない。もしかしてたまたまこちらの群には効いたが、こちらの群には効かなかっただけかもしれない。でも、少なくともネズミを５００匹集めて行った比較実験よりは、人間による比較実験のほうがベターでしょう。それからバイアスのかかりやすい**後向き研究**よりは**前向き研究**のほうがベターだし、ランダム化してないより**ランダム化している研究**のほうが、ブラインドをかけていないより**ブラインドをかけている研究**のほうがベターです。すべての科学実験には欠点があり、１００％完璧はないし、個人に対してベストなアンサーは他人の

後向き研究　一定期間を経て後向きにデータをとる縦断研究の一つ。過去に遡って疾患や障害を引き起こした要因を調べる研究方法。

前向き研究　一定期間を経て前向きにデータをとる縦断研究の一つ。疾患の起こる可能性がある要因に曝露されるかどうかに注目して群分けし、研究を開始してから将来にわたって追跡を続け、疾病などの発生状況を比較する研究方法。研究には時間と費用が必要。ランダム化比較試験（RCT）やコホート研究など。

ランダム化比較試験　試験的操作（介入・治療など）を行うこと以外は公平になるよう対

データでは教えてくれないわけです。でも、そこにはデータ上の「近接性」があって、少なくとも500人には効く食事法が「私に効かないと考えるより、効く」と考えたほうがいいわけです。500羽のカラスの羽を数えて、全部黒いときに「次のカラスの羽の色が黄色い」と考えるよりはやっぱり「黒い」と考えたほうが自然で、次のカラスが黄色になるというのはリーズナブル（理にかなった）な考え方ではありません。つまり、「標準治療が効かない」と言っている人は、「私のカラスは黄色い」と言っている人なんです。もちろんその人にとっては黄色かもしれませんが、それは科学的には証明できません。

岩永　それは近接性では説明できない事象だからですね。

岩田　ゆえに標準治療のほうがベターという話になって、それがエビデンスです。さらにそのエビデンスの高いほうが低いほうよりもさらにベターということで、**エビデンスレベル**が一番高い治療や食事を優先させましょうとなります（図2・1）。これがＥＢＭです。この前提を徹頭徹尾やっているのが、津川先生のこの本なんです。そこがまず画期的です。というのは、多くの健康食事本は「○○という成分が入っているからとてもいい」とか、「私の経験では体に最適だっ

象を無作為（ランダム）に複数の群（介入群と対照群）に分け、介入の影響・効果を測定する比較研究。

ブラインド試験　薬物を投与する人と実験データを測定する人（測定者）を別に分け、測定者はどの薬物が投与されているかわからない状態で、データを測定するよう計画された実験。測定者の主観が実験データに影響を与えにくい。

エビデンスレベル　研究や臨床試験の方法をタイプ別にグレード化したもの。数字が小さいほどエビデンスレベルが高いとされる。

た」とか、ほとんど愚にもつかない根拠で食事法を推奨しますが、それに比べてちゃんとしたエビデンスが入っています。

今あるデータではなく、今ないデータを見るということ

岩田 ただし、この本のタイトルは「究極の食事」とありますが、究極度がわからないんです。この本の最大の欠点は、「今あるデータしか見てない」ことです。しかし、本当は「今ないデータ」もあるんです。

岩永 今ないデータって、何ですか…？

岩田 これからやられる未来の研究データのことです。当然将来やられる研究の結果は、この

Ⅰ	システマティック・レビュー/RCT のメタアナリシス
Ⅱ	1 つ以上のランダム化比較試験による
Ⅲ	非ランダム化比較試験による
Ⅳa	分析疫学的研究（コホート研究）
Ⅳb	分析疫学的研究（症例対照研究，横断研究）
Ⅴ	記述研究（症例報告やケース・シリーズ）
Ⅵ	患者データに基づかない，専門委員会や専門家個人の意見

図２・1　エビデンスレベル

本のデータと違う可能性が十分あるわけです。科学者に求められる大事なスタンスは、今存在するデータだけでなく、存在しないデータも見据えて考えなければならないことです。そこまで考えている本が一冊だけあって、それが**西野先生**のこれです。**『スタンフォード式 最高の睡眠』**です。今回の対談で扱う本で、一番いい本はこれです。一方、津川先生の本は、今あるデータはしっかり吟味しているけれども、今存在しないデータはスルーです。それは世界観を全部見てないからです。津川先生は食べ物の専門家ではなくて、臨床疫学の専門家、臨床試験の専門家でして、どちらかというと、エビデンスの吟味に関する専門家でして、食べ物の世界をすべて睥睨《へいげい》しているわけではありません。なので、これから出てくるであろう、しかし今は見えていない将来のデータが存在するということを意識してないわけです。だけど、今あるデータでもって「究極…」と言ってしまっています。あと5年も経つと、別の新しいデータが出てくるかもしれないので、「究極…」とは言えないわけです。

岩永　西野先生の本ではどういう表現をされているのですか?

岩田　西野先生は睡眠医学の専門家ですが、専門家のえらいところは「わかって

西野先生　西野精治医師（1955年生まれ）。米国スタンフォード大学医学部精神科教授、スタンフォード睡眠・生体リズム研究所所長、医学博士。ナルコレプシーの病態生理等の睡眠研究を行う。著書に『スタンフォード式 最高の睡眠』（サンマーク出版）等がある。

『スタンフォード式 最高の睡眠』　序章、10頁の脚注参照。

いない事柄をわかっている」ことです。つまり「ここまでは研究でわかった」、でも「この先は研究でわかっていない。このわかっていないフィールドを研究しなければならない」、これから研究しなければいけないフィールドが見えているのが専門家の専門家たるゆえんです。現時点では「ここはわかっていません」と言える人は、プロフェッショナルのレベルの高さを示しています。その真逆がこれ（手元にある本を指し）、『**シリコンバレー式 自分を変える最強の食事**』です。

岩永　これはすごい本ですよね（笑）。

岩田　自分のわかっているデータだけを根拠に「俺は正しい」と主張しているので、見えていないデータや世界観を全然睥睨《へいげい》できていない、ど素人の本。今回の対談する本の中で一番ダメな本でした。

成分主義は古典的な欠乏症のロジック

岩田　食事に関していうと、何が健康によくて、何が健康によくないのか、じつはほぼほぼ科学的にコンセンサスがとれていて、津川先生のおっしゃっているこ

『**シリコンバレー式 自分を変える最強の食事**』（デイヴ・アスプリー、ダイヤモンド社、2015）．15年間、30万ドルを投じて世界中の食とダイエットを研究しつくし、あらゆる食事法の「痩せる効果」「健康効果」「頭をよくする効果」をすべて検証。自らもIQを20ポイント上げ、60キロ痩せたシリコンバレー発「完全無欠」の食事メソッド本。

とはわりと常識の範囲内で、医者がよく知っていることが明文化されています。つまり、驚きがありません。でも「驚きがない」というのはいいことです。むしろ医者の誰も知らなかったトンデモなデータが専門書に出てくることはなくて、質の高い論文はみんなが読む論文ですし、逆に誰も知らない論文は質の低い論文です。本書にある野菜、魚、ナッツを多くした**メディトラニアン・ダイエット（地中海式食事法）**も、健康にいいという質の高いデータがたくさんあり、ほぼ異論がありません。さらにエビデンスのレベルを担保するのは研究のクオリティ、そのこともちゃんと紹介しています。逆に、エビデンスの低いデータは得てして奇想天外になりがちで、「ビタミンC、めちゃ、入れるといい」なんて話は、そもそもエビデンスレベルが低いので、多くの医者は「ほんまかいな」と懐疑的に見ます。要は食事も薬の吟味と同じで、標準的なものがいいわけです。

それから成分主義はよくないと指摘していることは全くそのとおりで、「○○という物質が入っていると体にいい」といった考え方は、昔の考え方なんですね。それはシンプルな医術の時代、ビタミンB_1がなければ脚気になるとか、ビタミンCがなくなると壊血病になるといった古典的な成分欠乏症についてはその

メディトラニアン・ダイエット（地中海式食事法） 野菜と果物の摂取量が多く、以下の特徴がある。①パスタやパンを多く食べる。②ナッツ類、ベリー類、豆類が多い。③オリーブオイルを使う。④魚介、鶏肉、乳製品が主なタンパク源。⑤ヨーグルトやナチュラルチーズといった発酵させた乳製品が多い。⑥ワインを食事と一緒に飲む。

とおり。しかしながらそうした露骨な欠乏症を除くと、あとは複雑系になっていくわけです。例えば、「フルーツジュースは体によくないけれども、果物は体にいい」といった一見すると矛盾するロジックが生じます。これは果糖とフルーツを一緒に考えるのはダメで、フルーツジュースとフルーツも一緒にしてはダメということです。食べ物というのは複合的な存在で、ある成分だけでできているわけではなく、「この成分が入っているから…」という考え方自体が危ういのです。したがって、βカロテンは大事だけれども、サプリメントで摂取してはよくないということも、この本では明示していますね。

ただ津川先生も全く同じロジックで間違っている箇所があり、この本の28頁の「**白米と砂糖はほぼ同じ**」と書いてあるけど、白米と砂糖は全然違うわけです。白米は砂糖からできているわけではなくて、砂糖は成分の一つにすぎません。グルコース、糖ですよね。白米にも繊維はあるし、タンパク質もあるし、血糖値の上がり方も角砂糖を食べるときと、同じカロリーの白米を食べるときとでは違うわけです。なので、ここは白米に対するバイアスがあって、「白米悪し」という結論ありきの議論になっています。この辺の議論は臨床研究というよりは基礎的データでして、白米を食べているとき、砂糖を食べているときの血中濃度の上がり方の違いを**ほかの本**には書いてあるのですが（図2・2）、そういう本を見れば同じと述べてはいけないと思うのです。

岩永　32頁の「**健康に良いかどうかで分類した5つのグループ**」ですが（図2・3）、このように健康によい食品を単純化、絶対化して示してよいのかどうか。日本人はすでにサラダ油や天ぷら油など、不飽和脂肪酸を多く含む植物油を日常的に使いますが、オリーブオイルがデータ的にいいとしても、オリーブオイルだけをピックアップするのが適切なのかとよく批判されています。

岩田　あるものがいいということと、ほかのものが悪いということは同義ではありません。オリーブオイルがいいという厳然たるデータはたくさんあるのですが、逆に悪いとするデータもあります。でも、総じていい。「ほかの菜種油やひまわり油はどうなんだ」となると、そこは議論が錯綜しており、日本の場合は、臨床研究が進んでなくて、特に栄養学の領域は遅れています。データがない領域は沈黙するしかなく、「わかりません」と答えるしかありません。ただ、そのときにオリーブオイルは体にいいことを認めることは大事で、「日本の油はどうな

ほかの本（牧田善二．医者が教える食事術 最強の教科書．ダイヤモンド社．2017，p34）．

健康に良いかどうか分類した5つのグループ　グループ1「健康に良いということが複数の信頼できる研究で報告されている食品」として、①魚、②野菜と果物（フルーツジュース、じゃがいもは含まない）、③茶色い炭水化物（玄米、そば、全粒粉を使った茶色いパンなど精製されていない炭水化物）、④オリーブオイル、⑤ナッツ類をあげている（図2・3参照）。

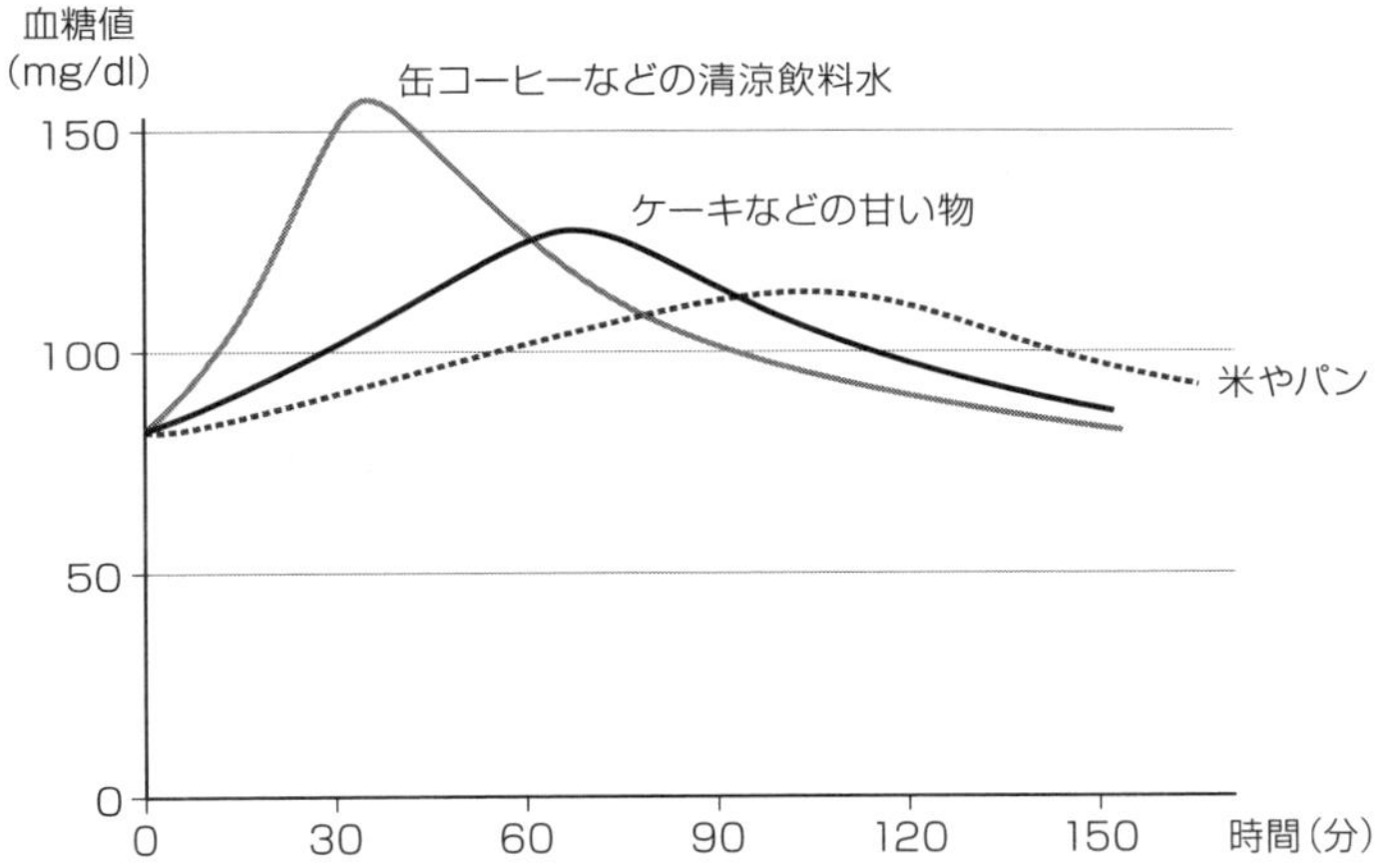

図２・２　血糖値の変化のイメージ

出典 (牧田善二．医者が教える食事術 最強の教科書．ダイヤモンド社．2017，p34 より)

グループ	説　明	食品の例
グループ1	健康に良いということが複数の信頼できる研究で報告されている食品	①魚，②野菜と果物，③茶色い炭水化物，④オリーブオイル，⑤ナッツ類
グループ2	ひょっとしたら健康に良いかもしれない食品．少数の研究で健康に良い可能性が示唆されている	ダークチョコレート，コーヒー，納豆，ヨーグルト，酢，豆乳，お茶
グループ3	健康へのメリットもデメリットも報告されていない食品	その他の多くの食品
グループ4	ひょっとしたら健康に悪いかもしれない食品．少数の研究で健康に悪い可能性が示唆されている	マヨネーズ，マーガリン（トランス脂肪酸を含むものはグループ5）
グループ5	健康に悪いということが複数の信頼できる研究で報告されている食品．	①赤い肉（牛肉や豚肉のこと．鶏肉は含まない）と加工肉（ハムやソーセージなど），②白い炭水化物（じゃがいもを含む），③バターなどの飽和脂肪酸

注：ここでは「健康」は病気になるリスクや死亡率のことを意味している．「茶色い炭水化物」とは精製されていない炭水化物，「白い炭水化物」とは精製された炭水化物のことを指す．

図2・3　健康に良いかどうかで分類した5つのグループ

出典（津川友介．世界一シンプルで科学的に証明された究極の食事．東洋経済新報社．2018，p32 より）

の」というのは、別の話です。これはツィッターでよくあるツッコミで、「だったら、これはどうなんだ」という反論や拡散はよくないやり方です。それはそれで分けて考えるべきなんですね。

岩永　でもこの本では、オリーブオイルに置き換えるみたいな言い方してますよ。もともと、健康にそれほど悪くない植物油を使っているなら、わざわざオリーブオイルに絶対的な価値観を見出して変更する必要はないかもしれません。

岩田　エビデンスレベルがよりベターな食材を選択すべきと言っているわけで、そのほうが「信頼性が高い」ということです。

岩永　それと64頁に「**地中海食の概要**」が紹介されており、オリーブオイルがあって、ナッツや魚が多くて…とありますが、成分主義はいけないとしつつ、ここも成分を紹介しているような気がするのですが…。

岩田　地中海式食事は複合的な食生活です。個人的仮説ですが、地中海式食事が体にいい根拠の一つに、みんなとゆっくり食べている、というのもあるのではないかと推測しています。僕が知っている限り、ギリシャ人などいわゆる地中海式の食事をとる人たちは、家族とみんなでゆっくり食べます。１人で食事すると食べる時間が早いけど、会話があると、会話のあいだは食べられないので食事時間が長くなり、リラックスした気持ちになる。おそらくそういう要素も加味されてのエビデンスなので、日本人がその食材を食べたとしても、1人でガツガツ食べて体によいのかというと、そこはデータがないわけです。チョコレートも同様です。砂糖はダメだといっても、砂糖の入っていないチョコレートはほとんどなくて、これも成分で論じてはいけない。チョコには砂糖の存在もわりと大事。そこは相殺で、トレードオフの関係なんですね。

議論していないことに突っ込みを入れるのは、僕らの世界では御法度

岩永　それと28頁に「**数多くの信頼できる研究によって本当に健康に良い（＝脳卒中、心筋梗塞、がんなどのリスクを下げる）と現在考えられている食品は…**」として5つの食品群を紹介していますが、健康の定義も人それぞれだと思うのですが…。

岩田　そのとおりです。ここで大事なのは「健康とは何か?」ということです。

WHOが健康を定義していますが、WHOが定義する健康が適切かというそもそも論もあります。確かに「健康に良いかどうかで分類した5つのグループ」（図2・3）の図はざっくりだなと思います。が、少なくとも病気でないほうが健康とは言えるし、死ぬよりは生きているほうが健康なのは同意いただけると思います。僕らが考える健康というのは、まず「死ぬか生きるか」「死ぬよりは生きたほうがいい」、それは必要条件であって十分条件とは限らない。つまり「死ななきゃいいのか」というツッコミは当然あって、それは保留されるべきです。がん、心臓病、脳卒中、この辺は食べ物で介入しやすい病気で、「がんになるよりはならないほうがいい」「心筋梗塞になるよりはならないほうがいい」、ここはアクセプトできます。だったら「うつ病にならない食べ物はどうなんだ」みたいな話になりますが、これは相反する話です。例えば、無農薬野菜によって得られる健康のベネフィットがあるとすれば、一方、寄生虫感染のリスクを増やすかもしれない。あるリスクを減らすと別のリスクを増やすことはよくある話で、その辺のリスクを踏まえた議論が必要です。そうはいっても津川先生は、がん、心臓病、脳卒中の死亡率などのよりインパクトの大きいものをアウト

WHOが健康を定義
・https://www.who.int/about/mission/en.

カムにしているので、それはざっくりとした議論でアクセプトできるかと。ほかのモダリティ（様相）はどうなんだと、つまり議論していないことに突っ込みを入れるのは、僕らの世界では御法度なんですね（言及していないことを批判）。だから、それはそれで、別の議論を組み立てましょう、となります。

アクチュアルナンバーで別の価値観も見る

岩田　次に体重変化の話。**有名なスタディ**として「**食事内容の変化と体重の変化の関係**」（54頁）が紹介されています（図2・4）。この2011年のスタディはクオリティが高く、インパクトがあって、「フライドポテトを食べていると太ります」「ナッツを食べると痩せやすい」と。ここでも「痩せる＝健康」としていいのかという議論はありますが、少なくとも肥満は糖尿病や腎臓病、心臓病などに関連しているので、アメリカみたいに極端な肥満が社会問題になっている国では切実な問題です。なので、どれを食べると太り、痩せるのかを知りたいわけで、津川先生もこのスタディをもとに「どれがいい食品」「どれがダメな食品」と指摘

有名なスタディ
・Mozaffarian D, et al. Changes in diet and lifestyle and long-term weight gain in women and men. N Engl J Med. 2011 Jun 23;364(25):2392-404.

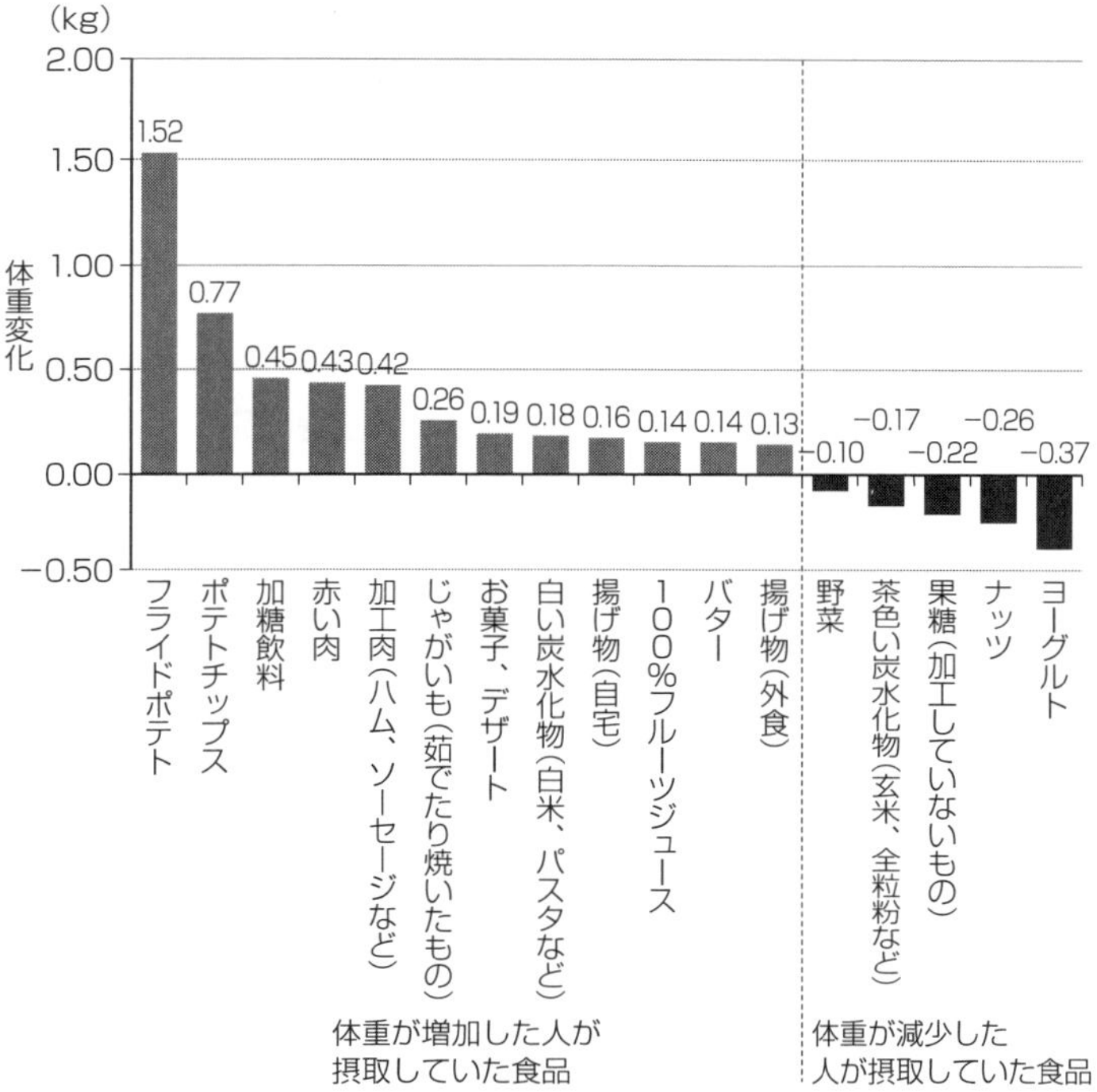

注：図の縦軸は４年間でどれだけ体重が変化したかを表す。全て食品の摂取量１単位あたりの変化である。これらの食品は全て体重との関係が統計的に有意であったものである。一方で、体重との間に有意な関係が認められなかったものとして、チーズ、牛乳，ダイエットソーダなどがある(図中には示していない)。
出典：Mozaffarian et al.(2011)を元に筆者作成。

図２・４　食事内容の変化と体重の変化の関係

出典 (津川友介．世界一シンプルで科学的に証明された究極の食事．東洋経済新報社．2018，p54 より)

します。ただしその考え方はいささかデジタルなんですね。そこに見落としがあると僕は思います。ここでも大事なのは「引き算の発想」です。

岩永　エフェクト・サイズの話ですか？

岩田　はい。要は、この食品を食べて、「どれくらい太るか」「どれくらい痩せるか」なんです。この図の元論文を持参してきたのですが、看護師のデータで4年間のライフスタイルで「ポテトチップを食べると、どのくらい体重が変化するか」を見ると、ベースラインからほとんど変わりません。ポテトチップスを定期的に食べると、確かに体重が増えるのですが、わずか770グラムしか変わらないのです。

岩永　4年間で770グラムでは、誤差の範囲ですね。

岩田　体重が「増える・減る」というデジタル的なイエス・ノークエスチョンをしてしまうと「太る」なのですが、どれくらいという指数で見ることが大事で、フライドポテトは1・5キロ増える。確かに増えているのだけど、100キロの人が1・5キロ増えたとしてもほとんど見た目は変わらないです。アメリカで問題視されている肥満はまさにそういう超肥満の人たちです。しかもこのデータはレギュラーコンサプション（定期的に摂取している）の場合です。月に数度食べただけでは、誤差の範囲の増加でしかないのではないでしょうか。つまり、「太るか」「太らないか」という二元論で語るから「フライドポテト、ダメ」「ナッツ、食べろ」みたいな話になるのです。

岩永　「赤い肉は太りますよ」といっても、4年間で0・43キロ。揚げ物なんてほとんど体重変わらないですね。バターも変わらない。

岩田　バターは肥満にほとんど寄与しなくて、これもデジタルな考え方にすると「バターはよくない」となるのですが、別の見方をすると「バターは大したことない」という価値観も存在します。万人に一律にダメかというと、アクチュアルナンバー（実際の数字）が大事で、すると本当に「究極の食事なのか」という疑義が生じてしまいます。

データはそこにあっても、明答できないのが科学のリテラシー

岩永　で、「健康に良いかどうかで分類した5つのグループ」というのは、医学

的には正しいと言っていいと先生はお考えですか?

岩田　魚、野菜、果物、ナッツとか、ざっくりいって正しいと思いますよ。ただし毎日食べなければならないのかというと疑問だし、32頁の**グループ5に含まれる食品**、バターとか赤い肉とか僕は好きだけど、それだって毎日は食べませんからね。それとオリーブオイルは使いすぎるとカロリーが高く、過剰摂取はよくないと思います。野菜も寄生虫や農薬の問題もあります。なら無農薬野菜ならいいかというと、無農薬野菜は手間暇がかかるので農家さんが大変ですね。人手がどんどん少なくなり、高齢化の進む日本で無農薬野菜をつくることは難しくて、値段も高くなるのでお金持ちでないと毎日買うのは無理です。もっといえば、無農薬野菜が農薬使用野菜に比べて健康にいいのかというと、じつはそれほどでもないと言われています。津川先生のおっしゃることは概ね妥当性があると思いますが、白米については相反するデータもあり、**今村文昭先生**も『週刊医学界新聞』に**発表**しています。

岩永　先ほど、栄養分野の臨床研究はあまりないという話をしましたが、食事領域のデータは信頼できるのですか?

グループ5に含まれる食品　①赤い肉（牛肉や豚肉のこと。鶏肉は含まない）と加工肉（ハムやソーセージなど）、②白い炭水化物（じゃがいもを含む）、③バターなどの飽和脂肪酸。※白い炭水化物とは精製された炭水化物のことを指す。

今村文昭先生（1979年生まれ）　上智大学理工学部（理学士）、米国コロンビア大学修士（栄養学）、タフツ大学博士課程（栄養疫学）、ハーバード公衆衛生大学院リサーチフェローを経て、ケンブリッジ大学医学部MRC疫学ユニット。栄養疫学の専門家として日常の食生活と代謝疾患との関係を疫学的

岩田　食事のデータというのはどちらかというと質が低いです。被験者も食べたものを覚えていない人も多いし、ほかのバイアスもたくさんかかるので。津川先生の場合、少し都合のいいデータを取りすぎなんじゃないかというところもあります。１１５頁の「**白米の摂取量と糖尿病の発生率の関係**」のデータも（図２・５）、白米の食べる量の低いグラフはアジア人ではなく、西洋人のデータです。白米の摂取量が1日１００グラムぐらいだと糖尿病とは関係なくて、つまり3日に1回白米を食べてもあまり問題はない。それとピュアに白米といっても日本人は白米をいろいろな食べ方をします。親子丼で食べるのと、白米だけで食べるのと、まぁ白米だけで食べる人はいませんからおかずと一緒に食べる人と白米だけを食べるのを比べるのは、先ほどのフルーツジュースと果物のアナロジー（類推）と一緒で、本当に同じと考えていいのか。そこは日本人のデータでちゃんと見ないといけないのですが、ここでは示されていない。だから日本人は白米を減らすべきというのは津川先生の予断にすぎなくて、必ずしもエビデンスに基づいているわけではない。でも「エビデンスに基づく」としているので、「矛盾ではありませんか」というツッコミもできるわけです。この辺は本当に難しい。

に検証する研究をしている。

発表　栄養疫学者の視点から：［第15話］お米にまつわる疫学の一端（https://www.igaku-shoin.co.jp/paperDetail.do?id=PA03275_05）。

白米の摂取量と糖尿病の発生率の関係
・Hu EA, et al. White-rice consumption and risk of type 2 diabetes:meta-analysis and systematic review. Bmj344:e1454, 2012.

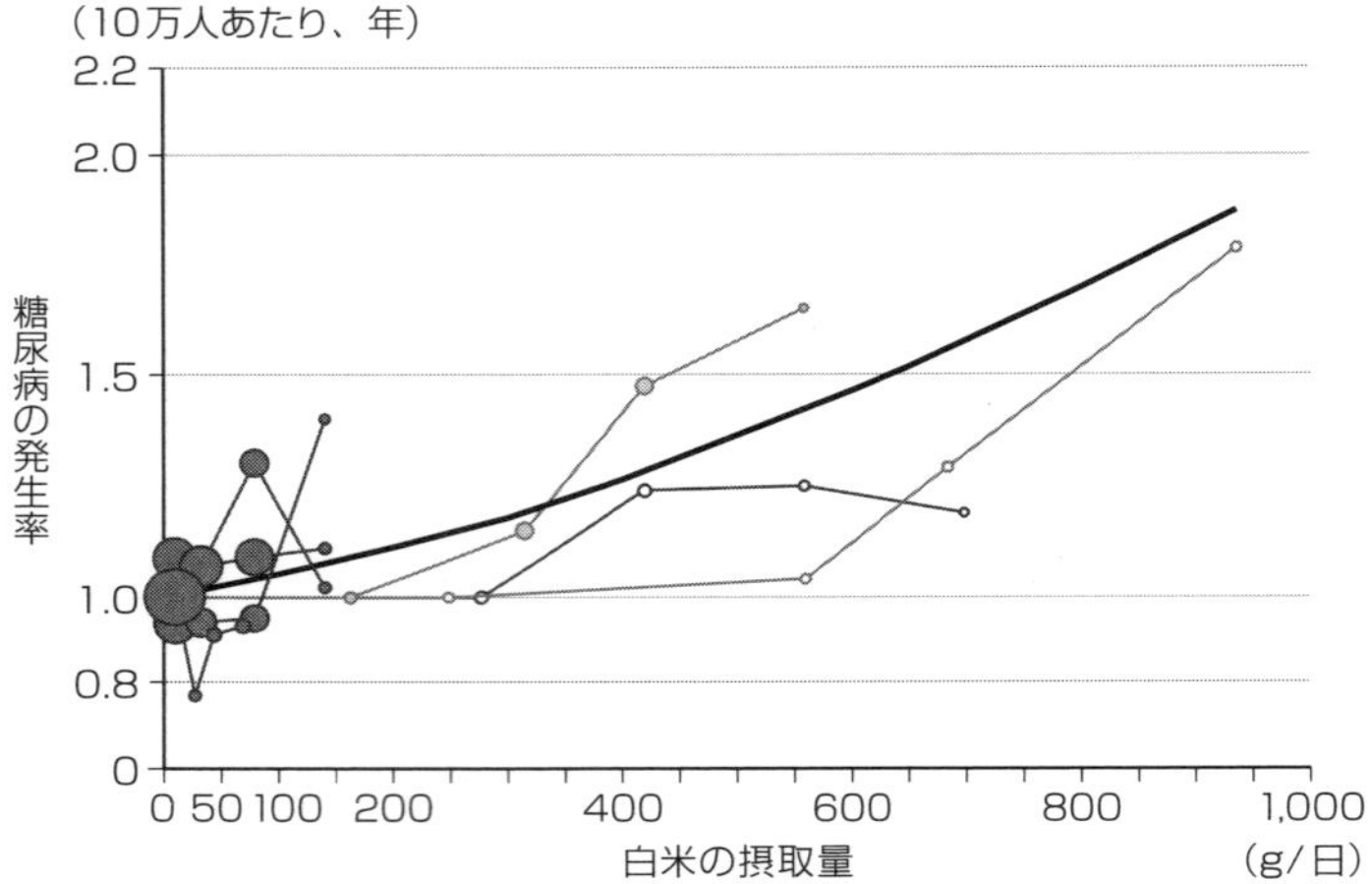

図 2・5　白米の摂取量と糖尿病の発生率の関係

白米摂取と 2 型糖尿病のリスクの発生率の関連性の推定値（実線）．黒丸は欧米人のデータ，グレーと白丸はアジアの人のデータを示す．円のサイズは、各比較グループの標本サイズに比例する（https://www.ncbi.nlm.nih.gov/pmc/articles/PMC3307808/figure/fig3）．

岩永　白米、玄米論争については、日本の著名な栄養疫学者も、結構この本にツッコミを入れてますね。

岩田　医者でも意見は分かれますね。データはそこにあるのですが、インタープリテーション（解釈）はバラバラです。あと専門家であればいいのかというと、専門家は専門家で専門家バイアスが入ってきます。この分野は基礎医学研究の方が多く、動物実験なんかを重視しがちなんですね。基礎の実験はハエとかマウスとかの実験研究が多いですが、そこで得られたデータが人間に使えるかどうかはわからないし、少なくとも人間のデータよりは質が低いわけです。でも専門家はついつい自分の専門に引っ張られちゃうのでバイアスがかかってしまう。津川先生のように栄養の専門でない人が岡目八目みたいにクールにデータを分析するのはとてもいいことです。専門性とどれくらい距離を置くのか、近づきすぎてもよくないし、業者と組んでも利益相反となります。テレビ番組でインフルエンザの薬の話などをしている人はほとんどデタラメしか言っていなくて、あれはスポンサーが背後にいるに決まっているんです（笑）。なので、近づきすぎてもダメ、まったく無勉強でもダメ、そしてド素人が言っているのは論外です。

岩永　『シリコンバレー式　自分を変える最強の食事』ですか…。

岩田　ネットの情報をちょっとひっぱってきて、自分の都合のいい健康法を構築したからといって、全然信用できないです。健康の本で「こうすればいい」という本がたくさんありますが、「こうすればいい」というのがにわかに出せないことがリテラシーなのです。相反するデータはあるし、異論はあるし、専門家によって意見は違うし、専門家に聞いても正しい答えは出てくるとは限らないし、データにしても「こちらのデータはいい」「あちらのデータは悪い」としているなんていくらでもあります。ならどっちが正しくて、どっちを信じるべきかとよく聞かれるのですが、科学は信じちゃダメなんです。常に吟味し続けなければいけない。学会とかで、「イワタ先生はどちらの意見を信じるのですか?」とよく聞かれるのですが、「どちらも（あるいはなにも）信じません」とよく言っているんです（笑）。

自分の好みに寄り添ってくれる本が、いい本…?

岩永　じゃあ、読者はどうすればいいのでしょう…。

岩田　やっぱりエフェクト・サイズです。というのは、あるスタディから相反するデータが出るということはエフェクト・サイズが小さいからです。パラシュートをつけて飛行機から飛び降りたときにどちらが死ぬかなんて、500人集めて**RCT**なんてしませんよ。パラシュートつけたほうがいいに決まってますか

RCT　ランダム化比較試験（Randomized Controlled Trial）の略語。59頁の脚注参照。

ら。そういうのはシンプルなデータで、イエスかノーでわかります。逆に、大規模RCTで5万人集めて、何年も追跡するスタディなどは、それくらい母数を集めないと違いがわからないからです。つまり、エフェクト・サイズが小さい。価値観もあるわけで、そこをスルーするかしないかは読者に委ねられます。少なくともフライドポテトを4年間食べても食べなくても「大した違いはない」とする価値・観もあるわけで、そこをスルーするかしないかは読者に委ねられます。少なくともそこさえ押さえておけば、本の主張ごとにおろおろと迷わなくなり、「どちらを信じていいのか」という信念論争に陥らなくて済むはずです。

岩永　大事なのは、個人の価値観とその食事の健康効果のバランスを考えるということですね。

岩田　はい。割り算のデータでなくて、引き算のデータです。この見方をするだけで、「どっちが正しいか」の二択から、「どっちでもええやん」みたいな価値判断もできることが多くなります。

岩永　すると歯切れが悪くなりますね。でもこの本はデータを示して歯切れよく示しています。

岩田　だから売れたのです。

岩永　歯切れよく言っているから、この本を読んで玄米食や全粒粉のパンに変えましたという人、結構多いんですよね。

岩田　それはこの本のデータを見ているんじゃなくて、津川先生の信者になっているからです。それは津川先生の問題というより、受け手の問題と思いますね。

岩永　まさしく読者のリテラシーが問われるわけですね。

岩田　読み手の問題です。でも少しざっくりと言いすぎているところがあって、本当はくどくどしく説明したほうがいい。でもくどくどしい本は売れない。

岩永　そういう本はわかりにくいですしね。

岩田　その手の本は、「で、結局どうすればいいの…」となって、読者はフラストレーションなんです。読者は竹を割ったようなすっきりした断言口調を好みますが、パラシュートは空中落下に有効、みたいなノリで栄養や食事の本は書けないのですよ。で、口ごもる。が、そんな本、絶対売れない。「ここのところを、具体的に、どうすればいい…?」という問題意識をみんな持っていても、そういう問題ほど明答がなくて、結局「暴飲暴食やめましょう」しかないのだけれど、それでは市場的に売れません。「白米はやめましょう」となると、データは微妙だけれども、ざっくり「やめろ」といったほうが売れる。「ああ、津川先生もやめろと言っている」と。そういう読者は前提として白米をよくないと思っていて、つまり糖質制限信者なんですね。だからデータなんてどうでもよくて、自分の志向や好みを後押ししてくれる本であれば、「この先生もやっぱりこう言っているじゃないか」となります。

岩永　読者は理不尽ですね。

岩田　自分の好みに寄り添ってくれるかどうかで、いい本か悪い本かとなっちゃう。アマゾンの書評もたいていそうで、あの書評があてにならないのは自分の好みに合致するかしないかで本の評価をしているからです。

文献はちゃんと入れるべし

岩田　最後にもう一つ、津川先生の本のよいところは巻末に文献をちゃんと入れているところです。文献番号も入れてあり、第三者が確認できます。文献のページ量なんてほんの少しですから、これだけの手間と紙数を設けるだけで本としてバリディティ（妥当性）が高まります。まさに本の命綱です。それと情報検索するときは英語の文献のほうがいいとした点もすばらしいです。

岩永　日本語の医療メディアの私は、その部分に反発したいですね。海外の医療記事も多少読みますが、メディアによっては危うい内容はたくさんあります。英語文献だからみんな正しいというわけではないのが実感です。

岩田　朽木先生の本でも**情報検索の仕方の記述**がありますが、あそこは「英語文献を用いて、三角測量をすべき」と発信すべきだったと思います。英語でなくてもフランス語でもいいのですが、日本語の情報なんて世界全体の情報量からみればほんのちょっとなので、ほかの言語でバリデーションすべきなんです。そうすることで違う世界が見えてきます。こういうことを申し上げると、「いやいや英語の文献なんか読まなくてもわかる」という人がいます。でも、英語の文献を読んでいない人が、英語文献を読んだときに理解できる世界観が見えているはずがないんです。そういうのは、井の中の蛙。英語文献を読みこなして、日本語の文献に戻ってきて、「どうなんだ…？」と吟味した人のバリディティと、日本語の文献しか読んでない人のバリディティは比べものにならないし、そもそも論とし

情報検索の仕方の記述　同書275頁で紹介されている「5W2H」として「何を」「誰が」「どこで」「いつ」「どのくらい」「なぜ」「どのように」を精査する以外に、ツィッターのリスト機能を活用して、厚生労働省、世界保健機関といった公的機関、「日経メディカル」「アピタル」「ヨミドクター」「バズフィード・ジャパン・メディカル」などの情報入手の方法が紹介されている。

て日本語の文献しか読んでいなくて、「信頼できる、大丈夫だ」としていることの根拠がないわけです。それは自己満足の領域です。津川先生のおっしゃっていることは厳しい道で多くの人がいやがりますが、英語文献はきちんと読んだほうがいいです。医学分野でも英語の情報が世界の情報のほとんどを占めています。医学論文も全部英語で、英語のほうが妥当性は高い。残念ながら日本はメディアも含めて情報の妥当性がかなり低い。「それは嘘や」と思うのでしたら、英語の情報を見ればすぐわかりますよ。

岩永　日本語で医療情報を発信しているメディアとしては、聞き捨てならないコメントですが…。

岩田　事実です。岩永さんだって、情報収集は英語でやっているでしょ…？

岩永　取材の中では必要なのでやっていますが、一般向けの本で英語の情報にあたりましょうよというのは、ハードルが高いと思います。

岩田　そのとおりです。でもそこに真実があるのであれば仕方がない。要は「真実なのか」「ハードルなのか」の問題で、そのハードルを飛び越えることができるかどうかは別にして、そのハードルの向こう側に行かないと真実はわかりませんということを情報開示しておくことは大事で、「ハードルはどうでもいい」、あるいは「ハードルそのものの存在に何も言及しない」よりは誠実です。

岩永　でも逆に、日本の医療情報を英語圏のメディアなり研究者がどれほど把握しているかというと、あちらの人にしてみれば日本語の壁というのもあって、日本語で取材をしているのかというと、逆にできていない。また、医療保険制度など、制度の違いもあって、海外でうまく行っているものをそのまま比較していいかといえばそうではない。それに日本語でしか扱えない情報もありますよね。

岩田　もちろん日本語の情報も大切です。ですが、「日本の女性医師の状況はこうですよ」と説明するときに日本の情報しか見ておらず、「病院は忙しくて、力仕事も多いし、女医が入っていけるはずがないじゃないか」とネット上で指摘されていますが、**OECDのデータ**を見れば女性医師のほうがプロポーションの多い国がたくさんあり、医療の世界で女性医師は無理というのは憶見にすぎないことがわかります。つまり「**外国の状況がどうなっているのか**」**を見て、日本のデータを振り返ると、三角測量ができる**のです。日本の内的な情報、日本語の文献にも妥当性はあるし、日本語の情報が全部ダメだということではなしに、「ダ

OECDのデータ
・http://www.oecd.org/gender/data/women-make-up-most-of-the-health-sector-workers-but-they-are-under-represented-in-high-skilled-jobs.htm

メなのか」「ダメでないのか」を吟味する方法は第三者的な目でしかない。もちろん外国の情報が間違っているなんてのはよくある話で、僕もBBCのことをよく批判してるんです。英語の情報だから正しいと言っているわけでなくて、『**ル・モンド**』を読んでも、『**エル・パイス**』を読んでもいいんですよ。でも日本語の情報だけでやってしまうと、失敗する可能性が極めて高い。そして間違っていることにすら気づかない、これが一番やばい。

私は読者を信じています

岩永　ハードルが高い人に向けて、「英語の選択肢以外に何があるのか」というと、やはり日本語の確度の高い情報を紹介したほうがいいと思うのですよね。

岩田　そのことと英語が大事ということは、何ら矛盾しません。

岩永　津川先生の本がどういう人を読者対象にしているかなと思うと、ある程度のリテラシーのある人、一定の学歴があり、ビジネスマン向けの本。少なくとも英語を読もうという教育を受けてきた人たち向けのメッセージなのかなと。

『**ル・モンド**』　フランスの新聞。夕刊紙。紙名はフランス語で「世界」を意味する。44年ユベール・ブーヴ＝メリーが当時のシャルル・ド・ゴール将軍の助力で創刊した。

『**エル・パイス**』　76年創刊のスペインの新聞。日刊紙。スペイン国内ではもっとも発行部数の多い新聞である。

岩田　違いますよ。英語を読んでいない人たちへのメッセージですよ。英語文献の検索が大事というのは、ふだんから英語を読んでいる人たちに発信するメッセージではないですから。

岩永　だとすると、どれくらいの人が英語文献にあたるのか、この情報はどれくらい届くのか、と思うですが…。

岩田　でも届かすしかない。届かすか届くのか（あるいは、どれくらい届くのか）という2つの選択肢があるときは、届かすしかないのです。**日本の医師数**は31万人いますが、そのほとんどは抗菌薬の使い方がデタラメです。僕が**抗菌薬の本**を出すと、売れる本の数は約3万部です。「大多数の医者はイワタの本を読んでないじゃないか」「抗菌薬の使い方は全然変わってないじゃないか」とよく言われます。そのとおりです。でも少なくとも3万人の人が読んでくれて行動変容が起これば、変化の兆しにはなります。初版を出したのが２００４年の15年前。この間に何が起きたかというと、同じようなことをほかの人もいうようになりました。僕一人では確かに心もとないかもしれないけど、津川先生の本を読んでほかの人が似たような本を書く。こういうのを**倍音**というのですが、複数の人が同

日本の医師数
・https://www.mhlw.go.jp/toukei/saikin/hw/ishi/16/dl/kekka_1.pdf.

抗菌薬の本（岩田健太郎．抗菌薬の考え方，使い方 ver.4 魔弾よ，ふたたび…．中外医学社．2018）．

倍音　ある楽器を鳴らしたとき，鳴らしたピッチの音以外に鳴る整数倍の周波数を持つ高い音。

じメッセージを出し続けることで変化の兆しが出てきます。これは **#Me Too 問題**と一緒です。一人ひとりが発信しても「そんなの誰が見るの…?」となりますが、これは「世の中、そんなに変わりっこないんだ」というニヒリズムの態度でして、メディアによくある「読者は馬鹿だから」の見下しの態度なんです。でも読者は馬鹿かもしれないが、かしこくなるチャンスもあるはずで、そのチャンスに賭けるか賭けないかの二択問題があるならば、僕はそこに賭けるべきだと思います。

岩永　読者を馬鹿にしないという部分では、異論はありません。

岩田　10年かけても20年かけても変化を促せば、変わってくれる人は出てくるかもしれない。日本はチェンジにギアが入ったとき、バタバタと変わることが時々あるのです。**パラダイムシフト**といいます。僕が医者になった20年前は、患者の前でマスクをつけるのはダメでした。「患者に顔を見せずに医療をするなんて失礼だ」と年配の看護師さんに怒られましたよ。だけど今医療者でマスクをつけていても、誰も文句を言いませんよね。昔は、手袋をつけて採血をするのも失礼だとも言われました。素手で真心を込めてと、はい。

#Me too 問題　1章、18頁の脚注参照。

パラダイムシフト　その時代や分野において当然のことと考えられていた認識や思想、社会全体の価値観などが革命的にもしくは劇的に変化すること。

岩永　へぇ〜。かえって衛生的に危ういことをしていたのですね。

岩田　常識というのは変わっていくのです。**オバマ元大統領**が偉かったことは「変わるのか・変わらないのか」というときに変わるほうに賭けたことです。**オバマケア**もいろいろなことに引きずられましたが、そのことでアメリカ人にみんなが医療保険を持つ世界という可能性を示しました。世界には日本語の文章しかないと思っている人と、世界にはもっと多くの言語情報があって、じつはそれは日本語で書かれているものとは違うという世界の兆しが書かれている本とそうでない本では、「兆しがあるかも…」と気づきがあるだけで、全然異なるわけです。僕は二択問題がある場合は、常に可能性のあるほうに賭ける。それが失敗するかどうかはわからないけど、何もしないよりはやったほうがいいわけで、「読者を信頼する」とはそういうことです。

岩永　私も読者を信頼していますが、メディアの側が変われば、読者がいちいち英語文献にあたる必要もないわけです。私は読者にそうしたチェンジを求める前に、メディアが変わるべきだと思うんですね。

岩田　そこは両方変わるべきです。あれかこれかの問題でなく、あれもこれもの

オバマ元大統領（1961年生まれ）　バラク・オバマ。第44代米国大統領。アフリカ系、20世紀後半生まれ、ハワイ州出身者として、初の大統領。09年10月ノーベル平和賞を受賞。

オバマケア　オバマ政権が推進した医療保険制度改革の通称。民間より安価な公的医療保険への加入を国民に義務付ける制度。誰もが適切な医療を受けられることを目的に、病気の早期治療や予防による医療支出の抑制も狙った。

問題と思います。読者が変わればメディアも変わるし、メディアが変われば読者も変わります。

岩永　大賛成です。でもこの本では「日本語で書かれた医療情報は信用しない」ということをバシッと書かれていて、そうではなくて、日本語で書かれた医療情報も変えていくべきだと思うんですよね。

岩田　メディアは、「そんなことはない、日本語で書かれた医療情報も信頼できます」と反論すればいいのです。

岩永　反論したいんです。

岩田　しかしながら、文献を確かめるには英語論文と比べるしかないのです。ほら、英語論文と比べても日本語の情報も変わらないでしょと。そこで初めて日本語で読んだ医療情報のバリューがわかる。つまり結局は英語読まないとわからない、となります（笑）。

3章：イワケンはこう考える・医療情報の二元性

岩田健太郎著・『絶対に、医者に殺されない47の心得』

対談時メモ

岩田医師は，2013年『絶対に、医者に殺されない47の心得』を刊行．このタイトルは，2012年刊行の『医者に殺されない47の心得：医療と薬を遠ざけて、元気に、長生きする方法』（近藤誠著）のパロディだが，本書は別の意味でのパロディも狙っていたという．

健康本をクリティークする本書は，もちろん岩田医師の本もクリティークする．

今まで出した本のなかで、一番の失敗作

岩田　最初に申し上げますと，**この本**は失敗作なんです。

岩永　え～、そうですか。すごくおもしろかったですよ。

岩田　じつは**ブログ**に連載していた読み物をまとめて一冊にしたのです。

岩永　個人のブログですか…？

岩田　ええ。いつか本にしようと思って個人のブログに書きためていたものです。出版化が決まりブログをまとめたのか、講談社の編集者がブログを読んで本

この本　（岩田健太郎．絶対に、医者に殺されない47の心得．講談社．2013）．日米中と三カ国の臨床経験を持つ感染症内科医の岩田医師が、世界的に突出して「オカシイ」日本の医師と患者の様態を二元論で論じた47の心得集。

にしようと思ったのか、どっちだったかは忘れましたが、**近藤誠先生の本**のパロディとして47の心得をつくろうと思ってブログを書き足したのです。でも編集者にかなり内容を改変されてしまい、「こうやったほうが売れるから…」「俺に任しとけ」みたいな人で、ブログの初稿をズタズタに直されてしまったのです。どうせ出版のことはわかっていないでしょうから、俺の言うことを聞いていればいい本になる…みたいな感じで。そのリライトがよろしくなくて、「そんな本にしてもらっては困る」と、あれでもだいぶ内容を押し戻して、その妥協の結果が、この本。かなり不満な本で、忸怩《じくじ》たるものがあります。今まで出した本の中で一番の失敗作です。

岩永　でも大事なことがたくさん書かれているなと思いました。例えば、「**血液検査や画像検査の結果が「正常化」するのは、病気の治療の結果生じる（かもしれない）副産物。けれども、血液検査結果そのもの、画像検査結果そのものは、治療の目標でも何でもありません**」（心得25、120頁）とありますが、生活習慣病も数値を目標にするお医者さんが多い中で、「何を治療のゴールにすべきなのか」をズバッと指摘している点がユニークでした。患者自身も勘違いしがちです

ブログ　『新連載：「本当に」医者に殺されない47の心得』（楽園はこちら側）
・https://georgebest1969.typepad.jp/blog/2013/06/新連載本当に医者に殺されない47の心得.html.

近藤誠先生の本　（近藤誠．医者に殺されない47の心得：医療と薬を遠ざけて、元気に、長生きする方法．アスコム．2012）．第60回菊池寛賞受賞の近藤医師の公称120万部のベストセラー。医療と薬を遠ざけ、元気に長生きするための47の心得集。18年に文庫本化。

が、医療を受けるのは数値を正常化することが目的ではなく、自分にとって快適な状態を維持するためですものね。

岩田　端的にいって、日本の医者は二極化しており、今が過渡期と思うのです。それは Evidence Based Medicine（ＥＢＭ）を学んでいるか学んでいないかというところが大きくて、１章でも言及しましたが、ＥＢＭは「目の前の患者さんに結果（アウトカム）が出せるかどうか…」を骨子とする考え方です。それ以前の医療は経験主義で、医者の頭の中で「これが正しい」と思う医療を患者に提供するのが「正しい」としていたわけです。１９９０年代以降出てきたＥＢＭのコンセプトは、医者がいいと思っているかどうかとは関係なく、実際に「患者によかったかどうか」を問う医療になりました．しかも、ここがポイントですけど、「何が患者さんにいいのか…?」ということは患者個々で違うので、一意的に決められないという点です。だからＥＢＭが **Cookbook Medicine**（料理本医療）で、患者さんの個別性を無視しているという議論は全く逆でして、「患者の個別性ありき」がＥＢＭなんです。

岩永　１章の対談時も、そのことを強く指摘されましたね。

Cookbook Medicine
誰かがつくったガイドラインを闇雲に患者に適用する医療のこと。「ＥＢＭは料理本医療だ」とよく批判される。

岩田　ＥＢＭけしからんと言っている人は、「ＥＢＭは患者の個別性を無視している」と、全然関係のない仮想敵にアタックしていくので困っちゃうんですけど、でもまあ、いわんとするところはわかります。ＥＢＭを駆使しているといわれている人も、患者の個別性を重視するという考えに気づいてなくて、「これがエビデンスだから正しい」みたいな言い方をしている人が割と多いです。そういう人たちはＥＢＭオタクで技術や専門用語はやたら知ってるんだけど、論語読みの論語知らずで、じつはＥＢＭの骨子がわかっていない。

岩永　エビデンスを、自分の正義を押しつける道具にしているわけですね。

岩田　それは以前なら医学部の教授が行う治療、イコール正しいとする「教授Based Medicine」だったのが、それに代わって「権威としての」エビデンスを持ち出しているだけですから、結局やっていることはあまり変わりません。

ゴーマニズム宣言のパロディ

岩田　本書33頁の「**日本の医者は問題点をすべて解決しないと気が済まない。そ**

れに、検査の解釈が平坦で、異常検査値は全部正常化しないと気が済まない」というところに目的をおく医療も古いタイプの日本の医療で、これは今でもはびこっています。基本的に日本の医者は勉強不足で、だいたい経験則で治療してしまうのですが、昔は「異常値は治す」こと、血圧は正常化し、血糖も正常化し、コレステロールも正常化し、つまり「正常化することが正しい」と考えていました。ところが今は血糖値を無理に正常化するとかえって死にやすくなるという**データ**も出ており、患者さんのためになっていない。もっと言うならば、80歳とか90歳の高齢者の血糖値を正常化して、得られるものなど何もなくて、満足するのは医者だけです。厳密な血糖管理をしたら余生は楽しく過ごせないので、患者さんは大いに不満、本末転倒な医療に陥っています。

岩永　そういう大事なメッセージが書かれているじゃないですか。

岩田　書いてはあるのですが、ブログ執筆時は「医療の二元論の克服」が大きなテーマでして、各心得には必ず「とはいえ…」という反証のキーワードを設けて強調していたのです。

岩永　それが加工されて、その部分がわかりにくくなっているのかもしれないで

データ（ACCORD試験）
・Action to Control Cardiovascular Risk in Diabetes Study Group, et al. Effects of intensive glucose lowering in type 2 diabetes. N Engl J Med. 2008 Jun 12;358(24):2545-59.

すね。

岩田　この本は、もう一つ『**ゴーマニズム宣言**』のパロディでもあるんです。それまでの「異常値は治しましょうね」という標準的な医療は「デタラメなんだ」と傲慢かましといて、でも「そうはいってもね…」といちいち譲歩して、reconciliation（和解）を目指したのです。ところが講談社的には、そういうreconciliation的読み物はあまり売れない、むしろ『**週刊現代**』みたいにズバッと極端なことをいっておけば、おもしろい本になると。この本は近藤先生の本のパロディなんで、まさしく彼が逆張りに「がんなんて治すな」「ワクチン打つな」とかいって読者の歓心を買って、それと同じやり方をやればいいという編集者のスタンスでしたが、それではパロディになりません。もうひとひねりして、「近藤先生はそういうけど…、じつはね…」という展開にしたかったのですが、編集者には伝わらなくて、同じ論調の本になってしまったという顛末です。

岩永　一心得を3頁で説明するこの構成、この短さだとその展開は難しいかもしれませんね。

岩田　僕は、この本以降、絶対編集者には妥協しまいと心に誓ったんです。当時

ゴーマニズム宣言　小林よしのり氏の主張をともなった風刺的・時事漫画的な作品（通称『ゴー宣』）。ゴーマニズムは傲慢からとった造語。各回の文末に「ごーまんかましてよかですか？」というキメ台詞とともに、総まとめをするスタイル。

『週刊現代』　59年創刊の講談社の週刊誌。発行部数50万部。ヌード、劇画などを特徴とするホワイトカラーのサラリーマン向け週刊誌というスタイルを築く。

は「出版業界はこんなもんですから」と言われて、「そんなもんかな」と思ってしまったのが失敗でした。すでに医書系出版社から本を出していましたが、講談社とか文藝春秋などのメジャーな版元の作法とか知らなかったので、そう言われると「そうかなぁ」と思ったのですが、できあがった本を見て本当に絶望的な気持ちになって、もう二度と内容面で妥協しまいと思いましたね。質のよい本を見極める価値判断は読者目線で決めればよいので、「業界の慣習」にビビる必要なんてなかったんです。

待ち時間対策は「最後にバトンを渡す」ひと工夫

岩永　医療の二元論に関連する話で、「**心得31　治療の正解は十人十色**」で、「**これからの医療は「何のために」という本来の目標（アウトカム）と、患者さんの人生観、価値観とのすり合わせで、どんどん多様化するでしょう。検査値そのものを治療してきた医療からの脱皮もそう遠くないと思います**」（１４７頁）と論じています。でも短い診療時間で医師は患者さんの価値観とのすり合わせなど、果たしてできるのかなぁと思ったのですが…。

岩田　毎度はできないですが、初診ではできます。例えば、糖尿病の患者さんでしたら、「どんなふうに治療していきたいですか」「私としては、こんな感じで…」「わかりました、その方針でやりましょう。それに合わせてこの薬を出しますから飲んでみましょう」と。再診のときは、数値を検査して「こんな感じでいいですね」とか、「このままだと、あなたの目指している方向には行っていませんね、腎臓がダメになってしまいますよ」とか。大方針を決めるのは初回のセッション、長くても最初の半年間ぐらい。治療が軌道に乗れば、僕の外来も3分から5分診療が多いですね。そうなると「困ったことありますか」「特にないです」「検査数値も上々ですし、顔色もいいですし、このままお薬を続行してください」となります。患者さんにやたらと時間を費やすのがよい医療というのは医者の思い込みにすぎなくて、じつは患者さんが外来で一番不満に思うのは待ち時間の長さです。

岩永　「**心得7　待ち時間が長いのは、患者も悪い**」(42頁）と書いてありますね。

岩田　待ち時間が長いと文句をいう患者さんほど、自分の診察には時間をかけてほしいと思っていて、基本的に患者は理不尽です（まじで）。患者さんが聖人君子で論理的で理性的である、という前提を持つのは間違いで、多くの患者さんは我儘で、非論理的で、非理性的である（かもしれない）、ということを前提として、医者は対応しなければならない。

だから、個々の患者さんには「あなたには診療時間を確保している」、かつ「ほかの患者さんはさくさく診ている」かのような幻想を抱いてもらう工夫をしなければなりません（そんなことできっこないのですが）。時間の感覚は伸び縮みしますから、同じ3分間でも「聴いてもらえた」と思える3分間と、不満が残る3分間は違います。魔法のひと言というのがありまして、僕は診療を終えるときに必ずこのコトバを発します。

岩永　なんですか、それは…？

岩田　「ほかに聞いておきたいことはありませんか…？」です。このひと言を発するのと発しないのでは格段の差があって、「最後にバトンをあなたに渡しました。あなたがこのセッションを終わらせるかどうかを決めるのです」と思わせることで、患者の満足感は変わるのです。たとえ3分間であっても、自分で診療時間の幕を閉じることができれば、その3分間は患者さんにとって十分達成感があります。つまり「もう、これ以上聞きたいことはありません」というリマーク（注意喚起）をして外来を去るのと、「これで終了です」と一方的に医者が通告して患者が外来を去るよう促されるのでは、同じ時間をかけても患者満足度は違います。そこは医者の工夫です。

それと、患者が何か不満を感じている場合、表情を観察するとすぐわかります。電子カルテばかりを見て診察していてはダメで、大学病院のいいところは**クラークさん**がいて電子カルテの画面を切り替えてくれるから、患者さんの顔を見ていられるのですね。不安そうなところがあれば、そこに踏み込むと、「じつは、先生…」となります。たいていの患者さんはすぐ終わるので、そうした患者さんには20分間ぐらいかけて診たり、その次の患者さんには「ちょっと特別な事情がありまして待たせてしまい、ごめんなさい」と時間に配慮しているというメッセージを出し続けていると、若干待ち時間が長くなっても大丈夫なことが多いです。

岩永　なるほど、診療時間のメリハリですか。

クラークさん　医師が行う診断書作成等の事務作業を補助するスタッフのこと。「医師事務作業補助者」が正式名称であり、通称として医療クラークや病棟クラーク、メディカルアシスタント、メディカルクラークと呼ばれる。

患者に尽くす医療はダメ。医師の仕事は正義を問わない

岩田　医者にとっても患者にとっても「時間が大事な要素」であることを意識することが大事です。そもそも日本の医者は時間などどうでもいいと思っている節があります。そこが日本の医療のダメな点です。自分の時間にはルーズだし、他人の時間にもルーズでしょ。だから残業も多いし、ブラック体質になりやすい。早く帰ろうという意識がないし、早く帰るためにはどう仕事をすればいいのかという発想がない。だから遅くまでだらだら仕事をして、睡眠時間を削り、「俺たちは睡眠を削ってまで患者のためにがんばっているんだ」という自己満足にひたるパターンとなるのです。僕も若い頃の自戒を込めて言いますけど、「自分が患者のために尽くしている」と思っているときは、いい医療が提供できてないですね。

岩永　どういう気持ちでいるほうがいいのですか。

岩田　あまりできてないな…と思うぐらいがちょうどいいのです。ていうか、あんまり患者さんのことを考えないほうがいいんですよ。

岩永　アハハハ、また、すごいことを言いますね。

岩田　身も心も患者に尽くすみたいな気持ちになっているから、「だったら患者も俺の言うこと聞け」みたいな関係性になっちゃうし、看護師さんにも横柄な態度をとってしまう。所詮、俺たちはただの医者だし、患者のためと気負ってもせいぜい病気を治すことぐらいしかできない。この患者さんは仕事を失って悩んでうつ病になってしまったけれど、うつ病の薬は出せても、この人の仕事を探すことはとてもできない、このぐらいの感じでいいのです。

岩永　むしろできないことのほうが多いですよね。

岩田　なので、小手先のところで「ほんのちょっとくらいはお手伝いしましょう」ぐらいの気持ちでいれば、あまり前のめりになることもないし、患者にも周りのスタッフにも押しつけがましくならないし、自由度も高い。すると、患者さんが「こうしたいんだけど…」と言ってきても、「そんなことしたらダメです」と真っ向から否定にかからなくて済みます。

岩永　先生の若い頃に、そんなエピソードがあったのですか。

岩田　沖縄県立中部病院で研修していた一年目のときです。沖縄はＪＲがありませんから、居酒屋に駐車場があったりして、チェーンの居酒屋も飲酒運転を前提にして出店しているのですよ（当時の話です。今は知りません）。日常的に夜中の2時頃、べろんべろんに酔っぱらっている人が飲酒運転で事故を起こして救急車で運ばれてくる状況でして、「今から診察しますね」「うるせぇ！　近寄るな！」みたいな感じです（笑）。自分としては「深夜に一生懸命働いているのに、この患者は何だ！」となります。だけど、先輩医師に結構怒られたのです。確かにお前は正論を言っているかもしれない、だがここは正論を言う場ではなくて、患者を診る場だ。この患者が正しいとか、妥当性があるとかを判断するのはお前の仕事ではなくて、医者は淡々と自分の仕事をすればよい。患者が立派な紳士だろうが、酔っ払いだろうが、医者はそれを判断してはいけないと。英語では、このことを**Judgmental**（ジャッジメンタル）といいます。

岩永　この本にも「**医者はジャッジメンタルになってはいけない**」（209頁）と書いていますね。

岩田　Judgemental、つまりは患者をこういう人物だ、と決めつけてかかるな、という意味ですが、僕はそこにひっかけて、「Judge」な「Mental」、つまり裁判官のメンタルになるなという意味も込めています。医者は裁判官じゃない。正義・不正義を裁定するのは俺たちの仕事じゃないってことです。
先日も、**川崎登戸殺傷事件**がありましたが、犯人が自分の頚部を斬って救急車で運ばれてきたとき、救急病院のドクターも一瞬ひるんだと思うのですよ。何の罪もない子どもたちを斬りまくって、しかも犯人が病院に運ばれてきたときは、まだ生きていたのです。

岩永　医師として、ひるみますかね。そこは助けると思うのですが…。

岩田　もちろん助けますよ。**CPR**と止血とか、全力を尽くしますが、しかし本音を言えば、斬られて運ばれてきたお子さんに対する「絶対助けなくちゃ」という気概はたぶんない。もっといえば、「なんでこんな奴を助けなきゃいけないんだ」と一瞬思ってしまうかもしれない。
しかし自分の感情に蓋をして、医師として職能を果たさなくてはなりません。でも「正義を貫く」といったスタンスでいると、「なぜ、この人間を助けなくてはならないんだ」となっちゃう。そのことについては、誰かが後日検証なり判断してくれればいいことで、医療現場の人間がやるべき仕事ではない。もっと難しいのは、あの犯人が助かりそうで、被害者の児童が助からない状況では、**トリアー**

川崎登戸殺傷事件　２０１９年５月28日の通学時、川崎市登戸駅付近の路上で、私立カリタス小学校のスクールバスを待っていた児童や保護者らが近づいてきた男性に相次いで刺された事件。児童や保護者18名を死傷（２名死亡）し、犯人も自分の頚を斬って自殺した。事件後、犯人の拡大自殺報道をめぐって、「死ぬなら一人で死ね」という意見がＳＮＳ等で相次いだ。

CPR　cardio pulmonary resuscitationの略。心肺蘇生法の総称。心臓マッサージと呼ばれる胸骨圧迫と人工呼吸を行う。

トリアージ　大事故・災害など同時に多数の

ジといって助かりそうな人から助けなくてはいけません。でも瀕死の児童を置いといて、犯人を助けなければならないのか。まさに**サンデル先生**がよく出す命題ですけど、「それは正義なのか…?」となります。でも**僕ら医師は正義を問うことが仕事ではないのです。**

引きこもり上等ぐらいの社会のほうがいい

岩永　事件直後、私も現場を取材しましたが、やはりそう思いましたね。当初19人死傷という報道があり、自分もそのように見出しを書いていたのですが、犯人も含めて19人ですから、これは18人と1人を分けなくてはいけないのではないか…と思いました。

岩田　アメリカでも**こういう事件**は定期的に起きていて、銃を乱射して自殺する**コピーキャット犯罪**がありますが、心情的に全く理不尽な事件です。アメリカにいたときは、しばしば手錠をかけて運ばれてくる犯罪者、殺人者などが病人や怪我人となり、病院で診ていたのです。そのときに「医療が崇高」「正義」「正しい」といった概念でいると当然悩むわけです。だから「医療者は悩むファンクション

患者が生じたとき、重症度に応じて手当ての緊急度の優先順をつけること。

サンデル先生　マイケル・サンデル（1953年生まれ）。米国の哲学者、政治哲学者、倫理学者で、ハーバード大学教授。同大学史上空前の履修者数を記録した人気講義「Justice（正義）」をもとにした全米ベストセラー『これからの「正義」の話をしよう：いまを生き延びるための哲学』（早川書房）は有名。

こういう事件　米国フロリダ州高校銃乱射事件。18年2月14日午後3時頃、高校を退学処分とされていた19歳の元生徒が校内に侵入。火災報知器を作動させ、

（機能）ではない」と心に蓋をしておかないと、いざというときに困るんです。このことは医療倫理上のジレンマとして何十年も前から議論されています。

岩永　そのことプラス、今回の事件の場合、犯人がどういう社会状況に置かれていたのかということを考えてしまいます。やったことは許されないですが、社会的に排除され孤立していた可能性もあるわけです。犯人は死亡してしまったので動機を解明するのは難しいかもしれませんが、同様の事件が起きる可能性や再発防止策を考えなければなりません。

岩田　ジャーナリズムはそこに斬りこむべきだと思います。医療者は斬り込めないし、その人の社会環境や経済状況、家族関係を変えることができない。医療がせいぜい踏み込めるのはストレスに対する薬の処方ぐらいです。孤独を治せるのは本人だけ。

岩永　公衆衛生のお医者さんは、医療や福祉など何らかの支援を受けなければいけない状態になった「下流」でボールを受けるだけでなく、もっと患者がその状態に至るまでの「上流」、つまり社会経済的な背景に踏み込んで、孤立という状況にアプローチする人もいますね。

生徒が逃げようと避難を始めたところにライフルを乱射。生徒や教職員17人が死亡、犯人は1時間後に逮捕。後日、生存者2人が自殺した。

コピーキャット犯罪　模倣犯のこと。マスコミ等で報じられた事件やフィクション作品中の犯罪手法に触発されて真似た犯罪。

岩田　個人的な意見ですが、「孤立を回避する」という発想そのものがきれいごとに過ぎない気がするのです。むしろ「孤立しても生きていられる」ようにすることが、日本社会に必要ではないかと。日本の場合、デフォルト（標準設定といった意味）として模範的な生き方というのがあって、そこから外れてしまう人たちを排除する傾向があります。そうではなくて、外れてしまった人もふつうに生きていられる、つまり「孤立しててもええやん」という発想、上野千鶴子の**「おひとりさま」**ではありませんが、女の人のおひとりさまは負け犬みたいに思われがちですけど、男の人のおひとりさまだって、50歳ぐらいになると「この人は人生に失敗した」と社会が見るわけです。でもそんな生き方でもええやん、むしろ「ひきこもり上等」ぐらいの感じで、そういう人たちも世の中にはいるぐらいのほうが健全と思います。

全人的医療、大嫌い

岩田　このことは医療現場と若干リンクしていて、ひきこもりで学校に行けない

おひとりさま　家族社会学、ジェンダー論、女性学を専攻する社会学者の上野千鶴子氏が07年に『おひとりさまの老後』（法研）を刊行して以来、「おひとりさま」シリーズとして人気。「おひとりさま」という言葉を初めて提唱したのはジャーナリストの故・岩下久美子氏の著書とされている。

不登校の子がいたり、ワクチン接種のあとでさまざまな身体化症状を示して苦しみ、社会生活に支障が出ている人たちがいます。当然医療者は全部医療の対象として受けとめます。ですが、逆に医療の対象以上の問題としては受けとめてはいけない。少なくとも、医療者は。「痛い」「苦しい」「眠れない」などの対処療法は徹底的に頑張る。でもそれ以上のことについては「傾聴」はしますけど「共感」はしません。よく医学教育で「患者さんに共感しなさい」と言いますが、僕は逆だと思う。「簡単に共感してはいけない」とずっと言い続けています。

というのは、簡単に共感するのはその人に対する侮辱だと思うのですね。所詮人の気持ちなんてわからないです。むしろ「あなたの仰っていることは、ちょっとよくわからないです」と正直にカミングアウトしたほうが、患者さんは「じゃ、わかってほしい」、理解してもらおうときちんと説明してくれます。安易に「あなたの気持ちがよくわかります」なんて訳知り顔で言えば、「お前に何がわかる」と怒られたりする。「共感したい」という態度は示しますが「共感している」と安易に納得するのはよくない。ま、せいぜい演技で共感を示すくらいがいいところです。

岩永　医師という役割の演技なのですね。

岩田　そう、演技をしているという自覚が大事なわけで、患者さんのことをいくら気の毒に思っても、医療者としてのファンクションは限定的であるべきで、夜郎自大に患者のことを全人的に診療するんだとか、そもそも「全人的医療」というコトバ、僕、大っ嫌いなんです。

岩永　ハハハ…。そうは言いながらも診察時間の中で人生や家族の背景を傾聴する姿勢をみせているのですから、検査数値だけでなく、患者さんを全体的に診ているわけですよね。

岩田　もちろん検査だけではわかりませんから。

岩永　そのことを「全人的」と表現するドクターもいれば、岩田先生のように「嫌い！」となる人もいる。

岩田　患者さんのことを知ろうとすればするほど、そんなに簡単にはわからないという自覚が出てくるわけで、患者さんをトータルで理解するなんて軽々しくいっちゃダメなんです。たいていの医者の人生経験なんて**モノトナス（monotonous）**で、そもそも人生を薄っぺらにしかわかってないのだから、患者さんのことなん

モノトナス（monotonous）　単調であるさま。一本調子で、変化に乏しいさま。

てそうそうわかるものではない。だから、話を聞かなければならないし、検査値だけを見てわかるわけもありません。感染症の外来なんか、ジレンマたっぷりの患者さんがよく来ます。性病になって、奥さんもいるから検査を受けなければならないのだけど「先生、妻には知られたくないんです」「いや、ちゃんと奥さんに教えなくてはダメでしょ」「妻だけには知られたくない」「教えないといけません」と葛藤が生じるわけです。このときにどのような振る舞いが医者としての正しいスタンスかなんて、医療倫理の教科書にズバッと明示されているわけではありません。

岩永　ちなみに教科書には、どのように書いてあるのですか…?

岩田　「個別に対応しなさい」と書いてあります（笑）。

医者は質問するのが下手

岩田　医療現場はジレンマだらけなので、そのジレンマをこの本では「こうこうこういう話です」「とはいえ…」と二元論的に示すことで、医療の世界は「こういうときは、こうしとけ」みたいな「ハウツー」ではそもそもできなくて、医療の表と裏をあぶりだすことを目的として書いたのです。「**心得29 『一流大学出』の医者は要注意！**」（134頁）、この煽り調子の見出しも僕がつくったわけでなくて、編集側の作業です。

岩永　この見出しは先生の勝手な印象じゃないの…、とつい思ってしまいましたけど。逆差別のようにも聞こえます。

岩田　これも「とはいえ…」、一流大学出でも全然問題ないですよという論旨です。要は出身大学関係ないという話。ただし、今の医学部教育のスキームだと、質問するのが下手なのは事実です。医学部に入るためには「質問に答える」ための訓練を徹底的にしますが、その訓練は「質問する能力の欠如」とリンクしています。神戸大学の医学部生もそれは顕著です。答える能力をものすごく訓練するがゆえに、「それ、意味わかんない」とは絶対言わない。質問する能力に秀でているのは小学校1年生まで。学校教育がはじまると質問ばかりする人間は「馬鹿」という判定を受けてしまうので、だんだん質問しなくなります。そして質問せずに答えるスキルばかりが身につく頭の構造となります。ジャーナリズムの人も少なからず、この傾向があります。

岩永　そうですか。記者はそれこそ質問して相手の話を聞くのが仕事の9割だと思っているのですが。

岩田　だって、記者会見でも「これって意味わからない、どういうことですか」と質問する記者はいません。でも「わかっている」を「わからない」に変換する作業はすごく大事です。診療の現場もほとんどわからないことだらけなんです。この患者さんの中で何が起きているのか、ぶっちゃけわからない。わからないというモードの中で思考することが苦手なのが、日本の医者の特徴です。したがって、俗に頭がいいといわれている『一流大学出』の医者は、ある種の能力の傑出かもしれませんが、能力の傑出は別の能力の欠如と裏表の関係にあるので、患者側もそういう自覚を持つことも必要ですよという話です。

岩永　患者さんに症状を訴えられて、問診して鑑別診断するじゃないですか、医師こそは「問いの仕事」なのではありませんか。

岩田　本来はそうあるべきと思いますが、そうなっていないのが現状です。たいていのお医者さんは、患者さんが「夜眠れない」と言うと、「わかりました。睡眠薬を出しておきますね」で終わりです。つまり、すぐ答えを出したがる。熱が出ていれば、抗生物質と熱さましの薬を出す。即応能力は高い。でも問題の真相にはたどり着けない。そこで「なんで眠れないのですか…？」と聞けばいいのですが、それをしない。なので、熱の対応の仕方とか結構下手なんです。熱という現象に対して対応してしまうからです。僕の友達で、千葉で働いている優秀な外科医がいるのですが、彼は「便秘というのは病名でない」と言います。便秘は現象であって、なぜ便秘をしているかを突き止めて、はじめて診断がくだると。

岩永　お医者さんはみんなそうした診断をしているものと思っていました。

岩田　便秘なら下剤を出して終わりです。便秘の症状が、自分が処方する薬の副作用だったりもします。それにも気づかないケースが多い。

岩永　高齢者はたくさんの診療科にかかって、それぞれの診療科でたくさん薬を出されていますから、そういうことがありそうですね。

岩田　**ポリファーマシー**でたくさんの薬の副作用対策に追われまくるといった諧謔はあります。減らしたほうが患者の利益は大きいのに。これは医者の洞察力の欠如、問題の真相、つまりボトムラインをちゃんと見ていないことが大きいいで

ポリファーマシー
「Poly（多くの）」+「Pharmacy（調剤）」の造語。単に薬剤数が多い（多剤併用）の状態を指すのではなく、薬剤が多いことにより、薬物有害事象（副作用）につながる状態や飲み間違い、残薬の発生につながる問題のことをいう。

す。末梢の問題をハウツー式に対応しているから、問題の全体像が見えてこない。複数の医者がかかわると、自分のセグメントばかりで検査や治療をするから全体では薬漬けになったり、薬の相互作用で患者が苦しんだりする。

患者の全体像を見ようとすれば、つまりは患者さんに質問するしかない。医者は短い診療時間で、できるだけパフォーマンスを上げようとすると、質問時間がもったいないので早く答えを出そうとします。研修医も指導医から「こういうときは、こうやっておけよ」と教わるので、その教えをすぐリフレクト（反映）できるのが優秀な研修医、逆に「先生、なんでこんなことしなくてはならないんですか…？」と聞いてくるのは出来の悪い研修医とされてしまいます。本当はそうではないんです。上のいうことを鵜呑みにして、それに応えるのは丁稚奉公的な優秀な研修医かもしれないけど、成熟した優れた指導医にはなれない。研修の目的は優れた指導医になるためにあります。でもこれは難しい宿痾で、本来ならば、指導医側が質問ばかりする都合の悪い研修医をあえて育てに行かなければならないわけで、「お前、こうやっておけよ」と指示したときに、「わかりました！」でなく、「わかりません！」と研修医に言わせなければなりません。

岩永　岩田先生は、どう指導しているのですか…?

岩田　こっちから仕向けます（笑）。「これ、どう思う…?」って。「この人は肺炎だと思うので、○○マイシンで治療したいと思います」と研修医が言うと、「なぜ、肺炎だと思うの…?」と聞く。たいていの場合は上の先生から肺炎はこう治療すると叩き込まれているので、研修医も「肺炎だ…」とコピペしているのですが、本人はなぜ肺炎なのか判定できていない。僕は意地が悪いので、それを確認します。

岩永　そんなふうに機械的にマニュアル化された治療をくり返していると、いつかは誤診を招いてしまうのではありませんか。今みたいに患者の権利意識が高くて、医療訴訟が多い時代では危ういですね。

岩田　誤診など、しょっちゅうあります。僕、医療訴訟での意見書たくさん書いてるんですよ。事例は枚挙にいとまがない。でもエラーは、エラーと判定できる人が見て、はじめてエラーなわけです。主治医が原因不明の急性憎悪で患者が亡くなってしまったと判定し、家族に伝えれば、それで終わりになってしまうことも多い。みんなパターン認識でやってしまう部分が多くて、誤診を見抜けなければ、闇に葬られてしまいます。

でも裁判の意見書を書くためにカルテをよくよく見ると、「ここで見つけておけば…」というエラーはよくあるのです。もちろん、「ハウツー」で、問題の真相を見ないけれども対応できてしまうということも多いです。熱に抗生物質、痛みに痛み止め、便秘に下剤。でも、たいてい偶然、たまたまうまくいっているがゆえに、それでいいと思ってしまう。そしていつか必ず失敗例に出くわします。それは真相を掘り下げていないからです。

改革は、これまでのスキームを変えるから改革

岩永　そうはいっても患者さんの疾患の背景まで突き止めるのは大変ですね。

岩田　そんな時間も余裕もありませんが、外来は分割できるので、今日できないことは、次回にまわせばいいのです。

岩永　この本にも「**問題を先送りできるのは、外来診療の特権であり、時間の節約にもなります。医者はあまりまじめにやってはダメなのです**」(56頁)と書いて

ありますね。

岩田　外来診療は時間の使い方に融通が利くので、問題を先送りすることができます。別の病院に行って、外来レクチャーをすると、「いやぁ、うちの病院ではそんなことはできませんよ」と必ず言われるのですが、「できない」と思ったら絶対できない。「できない」ものを「できる」にするには「どうしたらいいか…？」という発想が常に必要です。

岩永　医師の働き方改革でも検討の俎上に上がっていますが、他の医療職とのチーム医療を強化すること、タスクシェアやタスクシフトなどが必要なのではないでしょうか？　この本でも、**NP（ナース・プラクティショナー）**も導入すべきと言及していますね（141頁）。

岩田　そうです。日本の官僚と医者のダメなところは「囲い込み」をしたがることです。「俺たちは苦しい、こんな大変な思いをしている」と唸りながら、ならほかの人に職能を渡せばいいじゃんと思うのですが、「いや、俺たちがやらなければ、誰がやる」みたいになっちゃう。ワクチン行政も官僚が決めずに**アメリカ同様、アウトソーシングの部会**をつくって（191頁）、ワクチンの専門家に全

NP（ナース・プラクティショナー）　Nurse Practitioner は、主に米国でみられる上級看護職。一定レベルの診断や治療などを行うことが許されており、臨床医と看護師の中間職と位置づけられる。日本看護協会ではNP制度構築の議論を進めている。

アメリカ同様、アウトソーシングの部会　アメリカの予防接種の仕組みは、ACIP（ワクチン接種に関する諮問委員会）と呼ばれる複数の専門家集団の代表からなる会議で決められる。決定の投票は無記名ではなく、挙手を通じて行われ、各自賛成・反対の意見をオープンに述べる。

部任せてしまえばいいのです。働き方改革というわりには毎晩終電まで帰れないという状況を自らつくりだしています。国会答弁の準備にしても、前日の質問通告がいつ出揃うかわからないので家に帰れないそうですが、午後2時以降の質問はお断りとして質問を受けつけなければいいのです。あとは国会議員なのだから自分で考えてください（笑）と通告を出せば済む話だと思うのですが。

岩永　トップが、岩田先生のように夕方に帰ってくれると、スタッフもやりやすくなると思いますけど、決定権の上のほうの人間がそうしてくれないとなかなかやりにくいのかもしれません。

岩田　でもそれが改革なわけです。改革というのは、これまでのスキームを変えるから改革です。これまでのスキームを変えずに何かをするというのは、改革ではありません。今の働き方改革の議論を見ると、いかに残業代を払わずに残業させるか、みたいな本末転倒な話です。

岩永　大学病院でもそうですか。

岩田　ええ。これは自主的なボランティアワークで残業ではないと言い抜けをする方法だとか…（笑）。

岩永　働き方改革の議論を聞いていると、結局そうなってしまうのかなぁと思うわけです。

岩田　１００メートルを15秒で走る人に10秒で走れという議論をしているのですよ。夜8時まで残業している人に、夕方5時までに仕事を終わらせて帰れと。でも15秒で走る人が10秒で走るなんて、できっこないんですよ。僕らがやるべきことは「この１００メートル、走るのをやめたらいいんじゃない…？」ということです。走るのをやめて車に変えるとか、目的地を変えるとか、それが改革です。3時間かかる病院の会議を2時間にするのではなく、その会議をやめればいいのです。どうせ報告事項ばかりですから、メールで送って読んでくださいにしちゃえばいいんです。

岩永　先生は、教授会はくだらないといつもツィッターで呟いていますね（笑）。

岩田　ええ。ハーバード大でも、イギリスでもフランスでも、夜10時まで会議やっていたら、みんな嫌がって大学なんて辞めちゃいますよ。海外ではたいていは午前中に1時間くらい会議をして、必ず会議の終わる時間も決めておく。神戸大学に来て2年目くらいの頃、昼の12時から会議がはじまり、夜10時ぐらいまで伸びて、みんなくたくたで意識がもうろうとしているときに、議長の先生が「隣の大阪大学は時計が12時をまわってもちゃんと教授会やっていることもあるんですよ、私たちもがんばりましょう」と発言したのです。いやいや、そんな比較やめてくれ、まねしたくないよ、て感じです（笑）。もうあり得ないでしょ。しかも大事な議決ほど、最後のほうまでリザーブして、一番疲れ切ったときに、一番大事なことを、一番雑に決めてしまうのです（笑）。

全肯定と全否定、同じ土俵のうえの論法

岩永　この本では、医療情報や健康本において、極論とか断言はよろしくない。医療なんてスパッと断言風に決められるものではない（２０３頁）と述べていますが、**近藤誠氏**や**内海聡氏**を全否定する風潮も極論と書いてありますね（２０５頁）。さらに「**近藤氏、内藤氏はよいことも言っています。少なくとも高血圧やコレステロールや尿酸の治療中の人のうち、薬が不要な場合もたくさんあるのは事実です**」とも言及しています。読者の再考を促すためにそう指摘するのはわか

近藤誠氏　1章、34頁の脚注参照。

内海聡氏（1974年生まれ）　日本の内科医、漢方医。断薬のためのTokyo DD Clinicを立ち上げ、NPO法人薬害研究センター（理事長）にて、栄養療法、東洋医学、量子力学を応用した治療法、ホメオパシー、アロマテラピー等を導入し、反精神薬・薬害ネットワークという向精神薬に反対するネットワークを立ち上げる。著書に『医学不要論』（三五館）等がある。

るのですが、読者の中には「近藤誠は正しいことも言っているんだ、本読んでみよう」となる人もいて、一般の人がそこまで吟味できるかな…と心配するわけです。

岩田　それはその通りです。最終的には読者を信頼しなければいけなくて、「誰が言っている」というのが正しさの根拠になってはダメだと思います。

「近藤先生が言っているから正しい」というのは、「近藤先生が言っているから間違っている」というのとまったく同じ論理で、両方とも間違ってるんです。

どんな人にも間違いはあって、僕自身も例外ではありません。でも人物による全肯定・全否定は危ういので、近藤先生が全部間違っているという極端なアンチはよくないし、反ワクチン系の人は全部頭が悪いというのと同じくおかしいわけで、是々非々でデータを見ながら判断しましょうよということです。内海先生も結構医療の本質的なところを突いていて、彼と僕の意見が全く一緒のところもあって、「今の医者は間違っている」「無駄な薬を出し過ぎ」とか、その辺は妥当性があると思うのですが、彼の場合、そのロジックを商売のほうに転用しているので、支持者が信者化しているように見えます。あのやり方はよくないと思うのです。

岩永　でも内海先生の言説から「この部分は正しい」と判断するときに、砂浜の中から砂金を拾うような作業になると思うのです。一般読者に「どれが正しくて」「どれが間違いなのか」、そうした判断ができるかどうか。

岩田　一般の人がとるべき態度としては、「この人だから正しい・間違っている」という信じ込み型の読み込みはまずやめるべきです。それが第一歩です。

岩永　本屋に行くと、たぶん岩田先生のこの本より、近藤先生の本のほうが平積みされて売れていると思います。消費者心理として「頻繁に目にするもののほうがいいんじゃないか」という刷り込みが生じるうえに、かつ岩田先生の本で、近藤先生の本も全部が悪いわけではないと多少ともフォローするような指摘を目にしてしまうと、おそらく一般の方は元論文にさかのぼってデータ検証をしないでしょうから、「信じる」ことの逆のきっかけづくりとなってしまうのではないかと危惧するわけです。

岩田　だからみんな全否定にかかるわけです。それは危険だからいっそのこと、近藤誠は全否定しましょうとなってしまうのです。

岩永　批判する側の先生たちも、**ハルステッド手術**のときに、部分切除の考えを

ハルステッド手術　乳がん治療の手術のうち、乳房切除術のこと。がんの大きさが３㎝を超える場合や、大きさが３㎝以下でも周囲に大きく広がっている場合、がんとともに乳房全体を切除する手術方法が適応される。かつては、乳房やリンパ節とともに胸の筋肉を切除するハルステッド法が多く行われていたが、現在は胸筋を温存する手術が標準的な方法。

勝俣先生　序章、５頁の脚注参照。

大場先生　大場大医師（1972年生まれ）。専門は外科、腫瘍内科、近藤誠医師に反論する本やブログ記事を出している。著述に『がんとの賢い闘い方「近藤誠理

持ち込んだ功績があると近藤先生を評価したり、**勝俣先生**や**大場先生**は、近藤先生の何もかもいけないとはしてないですね。

岩田　逆にいうと、それぐらいしかいないわけです。大多数の医者は「近藤誠」というキーワード全否定です。でもそれは同じことのくり返しで、**1990年代のがんの学術界は近藤誠全否定**でした。「近藤誠が日本のがん治療を全否定するなら、俺たちも全否定だ」となり、全否定の全否定だったのです。

岩永　その構図が、近藤誠先生と医療界との関係をますますこじれさせたと聞きますね。

岩田　その後、彼はだんだんおかしくなっていったのです。だからあの当時の彼を再評価するところからはじめないと、次の段階はありません。内海先生もはじめは今の医療の問題点を指摘するところで、最初の第一歩は正しかったと思います。『**医学不要論**』の前半は結構正しいことを指摘している。そこから先が道に迷ってしまった。彼は頭がいいので、それをわざとねらってやっているのかもしれません。いずれにしても、全肯定と全否定、同じ土俵のうえの論法なので、このやり方を変えないと、第二、第三の近藤誠が出てきます。

論」徹底批判』（新潮社）ほか、『大場大のブログ“セカンドオピニオン”がん治療専門医による、個人的な「つぶやき」ブログ』（http://masaruoba.hatenablog.com）がある。

1990年代のがんの学術界は近藤誠全否定　『「がんと闘うな」論争集 ―患者・医者関係を見直すために』（近藤誠、日本アクセル・シュプリンガー出版、1997）。1章、35頁の脚注参照。

『医学不要論』（内海聡、三五館、2013）。現代のニセ病気の大半は、医学で治せない。それよりも「食べ物」「精神の持ち方」「排毒」に気をつければ、病気は大幅に改善するという論旨の本。

愚民化政策は20年後ぐらいにしっぺ返しが来る

岩田　岩永さんがこの本は読みやすかったと言われたとき、じつはうれしいような苦々しいような印象を抱いたのです（笑）。というのは、今の「わかりやすい」という論調そのものがよくなくて、きちんと長い文章が読めるように読者のリテラシーを上げるというのが僕らのミッションなので、それは10年20年先の話かもしれませんが、第一歩はそこからなんです。全肯定・全否定型の「煽って」「釣って」「叩くか・叩かれるか」という方法論の健康本から距離を置かないといけません。人間って、僕も含めて間違うことはありますので、論文の誤読なんてどうってことありません。でもちゃんと論文を見ましょうよ、というところからはじめることが大切です。昨日、相生市でおじいちゃんおばあちゃん相手に講演をしたのですが、**『ためしてガッテン』**など見ないで自分の頭で考えることの大切さを説きました。「ガッテンだからOK」というところから少し外れて、「信じる・信じない」系の思考脱却からはじめることです。科学は「信じる・信じない」でなく、「本当か・どうか」疑うところからはじめないと、現在の**ポスト・トゥルース**

『ためしてガッテン』　NHK制作の健康情報テレビ番組。17年2月22日放送にて「睡眠薬で糖尿病の治療や予防ができる」と説明、睡眠薬が糖尿病の治療や予防に使えるかのような誤解を与え、日本睡眠学会などは「医療現場で混乱を招くおそれがある」などと批判。これを受け、NHKは謝罪した。

ポスト・トゥルース（Post-truth）時代　英国のEU離脱や米国のトランプ大統領誕生など、世界の政治が大きく動いた16年のワード・オブ・ザ・イヤーに本語が選ばれた。客観的な事実が重視されず、感情的な訴えが政治的に影響を与える状況を指す。

(Post-truth)時代を乗り越えられないですよ。

今、政治の世界でも、ファクトなんてどうでもいいとする風潮があるじゃないですか。菅官房長官が**韓国産ヒラメの輸入検査の強化**をすると話していました。韓国の寄生虫感染が多いから、厚労省が忖度して、従来20%だったスクリーニングを40%に増やすと。でも韓国産ヒラメのクドア食中毒感染なんて年間7件、しかし**国内の感染数**のほうが12件と多いのです。アニサキスなんて年間何千件も起きているのに、こんなの単なるいじめじゃないですか。それに官房長官が「韓国産の」とコメントすれば、消費者心理としてはもう国産しか食べられないとなります。これはミスリーディングです。

岩永　今の日韓関係の冷え込みを見ると、政治的な意図が感じられますね。

岩田　韓国が東京電力福島第1原発事故を理由に福島など8県産の水産物輸入を禁止していることに対する対抗処置だと思います。事実とかはどうでもいいから、自分の思惑でデータをこねくり回してもそんなもんだ、というような空気になりつつあります。「忖度」というコトバが表わすように、事実よりも、「雰囲気」「空気」という文脈でデータを洗い流してしまう。あんなことを許しちゃいか

韓国産ヒラメの輸入検査強化　19年5月厚労省は韓国から輸入するヒラメ、生食用冷蔵むき身のアカガイ、タイラギガイ、トリガイ、ウニなどのモニタリング検査の強化を発表。食中毒が増える夏を前にした「国民の健康保護」を理由にしているが、韓国は東京電力福島第1原発事故後、福島など8県の水産物を禁輸しており、事実上の対抗措置と見られている。

国内の感染数
・https://www.mhlw.go.jp/stf/seisakunitsuite/bunya/0000133250.html

んのです。それを許したら、何でもありの世の中になってしまいます。役人が情けないのは、彼らの優秀さをかなぐり捨てて、そうした趣旨でデータをいじってしまうことです。データ改ざんなんて絶対やってはいけないということを子どもたちにもきちんと教えるべきです。自分たちの（良い意味での）エリートのプライドはどこに行ってしまったのか。

岩永　ジャーナリズムでも文章技術の伝え方というと、必ずわかりやすい文章と見出しということが言われますね。どちらかというと、単純化するほうに流れています。ウェブ原稿はなおさらで、文章を短く、わかりやすい言葉で書くことがよいことだと盛んに言われています。

岩田　でもその方向性は飽きられますよ。昨日、**ブラッド・メルドー**の音楽を聴きに行って、すごくいいんですよ。でもすごく難しい。不協和音が多くて、さらっと聴けない、でもぐさぐさくる感じです。文学もそうで、今**ダーグ・ソールスター**の小説を読んでいるのですが、これもぐさぐさきてとても読みづらい。マジョリティにはならないかもしれませんが、複雑さゆえのよさ、真正面から難しさと取っ組み合うよさというのは、一定の支持を得続けると思うし、情報化の現

ブラッド・メルドー（1970年生まれ）　アメリカのジャズミュージシャンピアノ奏者、作曲家。静謐でありながら一種の狂気を宿すパッションを表現し、不協和音を多用する音楽は難解の印象もあるが、新感覚のジャズピアニストとして評価が高い。対談前日の5月30日、岩田医師は兵庫県立芸術文化センターでメルドーのライブを聴いた。

ダーグ・ソールスター（1941年生まれ）　65年短編小説集『スパイラル』でデビュー。独自のスタイルを貫く執筆姿勢が高く評価され、現代ノルウェー文学界における最重要作家の地位を確立。11作目の長

在においては（そういうマイナーな存在も喧伝されやすく、検索も容易なので）きちんとした地位を得ると思います。今後、二極化がどんどん進んでいって、「全く文章の読めない人たち」と「きちんと考えていく人たち」がますます乖離していくと思います。でも「全く文章の読めない人たち」に対しても、やはり教育は大事で、そのままではダメなんだよということをメッセージとして出し続けなければなりません。

そもそも日本は教育力で成り上がった国です。しかし今は国民の教育力を下げることで、国の言うことを鵜呑みにさせようとしている。これは滅びの道です。日本が経済大国になれたのは、一人ひとりの国民の自力が高かったからで、みんな字が読めて、本を読めて、計算ができた集合体だったから、こんな小さい国でも工業大国になれたわけです。そうした国民資産を無視して、政治家の言うことを聞いていればいいんだ、という愚民化政策はきっと20年後ぐらいに大きなしっぺ返しが来るはずです。

編小説『Novel 11,Book 18』でノルウェー文芸批評家賞受賞。小説、エッセイ、戯曲、サッカーのルポルタージュなど多岐に活躍する。

4章：イワケンはこう考える・ワクチン情報の是非

近藤誠著・『ワクチン副作用の恐怖』

対談時メモ
　2017年『ワクチン副作用の恐怖』が発表されると，岩田医師は、自身のブログ『楽園はこちら側』で，11/9、11/17、11/27と3回に分けてメッセージを発した．
　が，意外にも1回目，2回目の内容は「以前の近藤氏の見解には拝聴すべき点が多く，当時氏の主張を全否定した医学界はまず反省すべき」という内容だった．いったいどういうことなのか…．HPVなどワクチン問題を日ごろから熱心に報道される岩永さんがその事情を聞いた．

恐怖のワードで煽る手法は飽きられた

岩田　**この本**はかなりトリッキーな本でして、手が込んでいます。

岩永　誤謬もあるのでしょうが、医学的に正しいと思われるメッセージもありますね。ワクチンの役割とかをＱ＆Ａで解説しています。それに加えて論理展開が巧みなので、一般読者が内容の真偽を吟味することは不可能じゃないかと思いました。もちろんところどころ「うん…？」という解説もあります。じつは近藤先生にこの本について取材を申し込んだのですが、断られてしまったのですよ。

この本　『ワクチン副作用の恐怖』（近藤誠．文藝春秋．2017）．「医師として、これだけは書いておきたい」というメッセージのもと、がん治療の常識を変えた近藤誠医師が、医学界の新たなタブー（ワクチン行政とその効果の有無）

岩田　感染症屋のプロの目線で見ると、やばい本でデタラメなんです。

岩永　でも岩田先生もＢＣＧ（結核ワクチン）を評価されていないのを**ブログの反証記事**で初めて知りました。

岩田　ＢＣＧが国際的に使われていないのは事実で、ほかのワクチンはうちの２人の娘にも打たせていますが、ＢＣＧは打たせていません。定期接種は「義務接種」でないので打たなくてもいいのです。必要なければ（たいてい必要です）。

おもしろいなと思ったのは、今回、編集部から対談の対象図書が送られてきて、この本の奥付を見たら「一刷」とあるのです。２０１７年に刊行した近藤先生の本が「一刷」というのは、あまり売れなかったのではないか…と。よく健康本って「〇万部突破！」「たちまち〇刷！」とかアピールするじゃないですか。

岩永　公称部数というのは、正直なところはわからないじゃないですか。

岩田　**幻冬舎じゃありませんが**、売れた本の部数は正確に出してほしいですね。もちろん見城さんのコメントはひどかったですが、公表はしてほしい。以前の東京ドームのプロ野球の試合は、実際はガラガラなのに大入り満員にして、「チケットが売れた数、イコール観客数」が入ったとカウントしていました。Ｊリー

を指摘する。科学データを用いながら独自の見解を展開する。

ブログの反証記事　楽園はこちら側（https://georgebest1969.typepad.jp/blog/2017/11/index.html）.
・『近藤誠氏との対峙の仕方』（11/9）。
・『医療界は反省し、総括し、そして近藤誠氏に謝罪してから、各論的に批判すべき』（11/17）。
・『近藤誠氏「ワクチン副作用の恐怖」批評』（11/27）。

幻冬舎じゃありませんが　幻冬舎の見城徹社長がツィッターで、作家・津原泰水氏の著書の実売部数および販売部数が低調だった内部事情を公表し、著者や作家らが反発してＳＮ

グは入場者数を一名単位で明らかにして正確な情報を流し続けたから、チームも集客の工夫や努力をしたのです。プロ野球は企業のスポンサーシップにあぐらをかいて、空席が目立っていても満員扱いにしたから人気が下火になったと思うのですね。見城さんの言うことに一理あるなと思ったのは、実売数をちゃんと出した点です。もちろんあの作家の本の部数だけ出すのはナンセンスですが、出版社は店頭で売れた本を一冊単位で出すべきで、これは新聞も同じ。水増しした発行部数はよくないと思うのです。データは正確性とオープンであることが大事で、近藤先生の本も「売れたのか」「売れてないのか」の事実がわからない状態は、今日の日本の事実（データ）をないがしろにする風潮の一端のような気がしてなりません。テレビ局の視聴率も実際の視聴者数からとっているデータではなくて、妥当でないサンプリングした数字からある一定のイメージを抽出しているに過ぎません。僕は大河ドラマだってＢＳで見ていますし、オンデマンド放送も含めると、そもそも本当の数字が視聴率に反映されていない。なので、大河ドラマは何人が見ているのか、本当のことがわからない。日本に蔓延する「本当のことがわからなくても構わない」とする空気そのものがよくなくて、みんながそれに加

S上で炎上した。見城社長は「本来書くべきことではなかったと反省しています」と謝罪し、その後ツイッター終了宣言をした。

担している。

というわけで、僕は、近藤先生のワクチンの本は売れなかったと思うのですが、おそらく彼の本の賞味期限が切れたと思うのです。

岩永 「ワクチン」「副作用の」「恐怖」、このタイトルだけでも売れそうな気がします。ワクチンについての不安や恐怖を煽る言葉はいま、SNSであふれていますから、関心を持つ人は多そうです。

岩田 たぶん読者も恐怖のワードで煽る手法に飽きたんですよ。**内海先生**の本も没落していくでしょうね。要するに彼らは同じカードしか出せないのですよ。今の医療はよくない、危険だと。でも同じことばかりやっていればさすがに飽きますよ。この手の本は、医療ネタでなくても飽きられるんです。例えば、**勝間和代さん**。やっていることはずっと一緒。今の読者は馬鹿といえば馬鹿かもしれないけど、かしこいといえばかしこくて、同じパターンの本は見分けるのです。この本も何刷も出ていれば、まだ近藤先生の影響力はあるのかなと思いましたが、刊行2年で一刷、あまり話題にもなりませんでした。

岩永 刊行直後、岩田先生のブログの反証記事は話題になりましたよね。

内海先生 3章、121頁の脚注参照。

勝間和代さん（1968年生まれ） 経済評論家（元公認会計士）、中央大学ビジネススクール客員教授。早稲田大学ファイナンスMBA、19歳で公認会計士試験2次試験合格（当時最年少記録）、マッキンゼー、JPモルガンを経て独立。05年にウォール・ストリート・ジャーナル「世界の最も注目すべき女性50人」に選ばれる。『お金は銀行に預けるな』（光文社）など著書多数。

岩田　つまり、業界内の話題だけです。

デマを流布するのもラクだが、デマの検知機能も高まっている

岩永　この本は、研究データなどの根拠を示して説明するスタイルなので、一般の方にはとっつきにくかったのかもしれませんね。ただ、正しいデータを元にして書いているのならば、むしろ医師の書く本としては王道の手法ですね。
岩田　一般の方には、ちょっと読みづらいです。でも本当の理由は飽きられたんじゃないかな…。近藤先生は『**医者に殺されない47の心得**』を出した頃に人気のピークを迎えて、あとは二番煎じ、三番煎じの本ばかりで、「近藤誠は医療界をディスりたいだけなんだ」ということが読者にも伝わったのだと思います。その論調に「呼応する人」「呼応しない人」に分かれて、呼応しない人は「はい、もうわかりました」となったのです。この本については、**自分の本**とブログで細かく書いたので、詳しくはそちらを見ていただきたいのですが、要するに論文データの数字の扱い方を間違えています。つまり、いつも僕は分数の分母の捉え方が大

『医者に殺されない47の心得』　3章、93頁の脚注参照。

自分の本　『インフルエンザはなぜ毎年流行するのか』(岩田健太郎、ベストセラーズ、2018)。インフルエンザをはじめ、医療が発達しても感染症のパンデミックから逃れられないのはナゼなのか。世間では意外と知られていない感染症のウソ、本当を探っている。

事と言っているのですが、分母の扱いが散らかっているのです。副作用が何人とかの論旨も（分母がなければ）説得力がないし、論文の読みも甘くて、「論文には副作用の記述なし」とかこの本に書いてあっても、論文をちゃんと見るとじつは書いてあったりするわけです。1章でも述べたように英語論文を読まなければダメという話になりますが、英語論文であればごまかしがきくだろうと思うから、そんな誤った解釈をしてしまうわけです。STAP細胞のときもそうですけど、必ず真偽につっこむ人が出てきますし、デマの検知機能は高まっていると思いますよ。

岩永　この本に対しては、岩田先生はブログで反論しましたし、**大場先生**も一般に向けて、ここはおかしいと**反論**しましたので、専門的なディティールはわからないとしても「この本は胡散臭い本なんだ」というメッセージは伝わっていると思います。

岩田　今の時代、デマを流布するのもラクですが、デマを見つけて指摘して**サーキュレイト（circulate）**するのもラクになりました。以前は僕らが個人レベルで厚労省の施策を指摘しても伝わらなかったのが、SNSのおかげですぐに発信

大場先生　3章、124頁の脚注参照。

反論　大場大医師が『今度は「ワクチンは無意味」と言い出した近藤誠そのウソを暴く』（『週刊新潮』（18年1月25日号）掲載）で反論を寄稿している（https://www.dailyshincho.jp/article/2018/02110801）。

サーキュレイト（circulate）　世に出回る、流通するの意。

できるようになり、サーキュレイトできようになった。実際、厚労省も指摘されていることを結構意識しており、僕のツィッターとかチェックしているらしいのですが、牽制をかけると反応してくるのですよ。若手の厚労省の官僚とかは、僕の本を読んでいるそうです。別に敵対関係にあるのではなく、お互いリスペクトしているわけです。

デマに乗っかる日本の特異性

岩田　この本が出たときもすぐ批判が出ましたが、よかった点は「近藤誠はよくない」とするのではなく、僕にしても、勝俣先生にしても、大場先生にしても、「ここと、ここは、こういう意味で間違っている」と各論的に対峙した点です。「**BCGを国策とする〝必要性〟は疑わしい**」（4頁）とありますが、首肯すべきは「おっしゃる通りです」と僕も言っています。3章の対談で、岩永さんが「専門家が是々非々で論じても一般読者には伝わらないかも…」と指摘されましたが、僕は伝わる時代になりつつあると思っています。逆に「近藤誠は全部インチキだ」

と終始罵倒で締めくくってしまうと、「イワタはあんなことを言ってるけど、近藤先生は立派な人なんです」みたいに信者との闘争になります。

岩永　それは不毛な闘いですね。

岩田　昔、ワクチンの是非をめぐって、**ウェイクフィールド**派と反ウェイクフィールド派が罵倒しあったときのことです。ウェイクフィールドが裁判で負けて、イギリスから追放されたとき、ユーチューブで信者の方が「それでもウェイクフィールドを信じています」と言ったのを覚えていますね。これは宗教だと。でも彼はワクチンを打つ前から出ていた自閉症の症状をワクチン後の症状にしていました。そういうペテン行為、「ファクト」を出してあげるのが大事なのです。いうなれば「ヒト」ではなく「コト」で論ずる。

岩永　先日、**HPVワクチン**の不安に悩むお母さん方を集めて座談会を開催したのですが、たまたま当時イギリスにいた方がいて、ウェイクフィールドの名前は知らなかったそうですが、「**MMRワクチン**を打つと自閉症になるらしい」から英国王室が接種しなかったという噂が、お母さんたちのあいだにわぁーと広まったそうです。それで、どうしようかということでMとMとRで一つずつ

ウェイクフィールド　アンドリュー・ウェイクフィールド（1957年生まれ）。イギリスの元医師で生物医学研究者。98年『ランセット』誌に新三種混合ワクチンと自閉症との関係を示唆する論文を発表し、ワクチン接種率の低下と世界中で麻疹流行を招いた。後日、科学的に誤りがあり、論文は撤回。医師資格もはく奪された。

HPVワクチン　1章、26頁の脚注参照。

MMRワクチン　はしか（Measles）、おたふくかぜ（Mumps）、風しん（Rubella）の3疾病を予防する三種混合ワクチンのこと。

打ったそうです。でもその後、その話がデマであったということをまったく知らないそうです。教養の高い感じの女性でしたが。

岩田　知らない人はいっぱいいますよ。

岩永　デマや噂はものすごく盛り上がりますが、その後にそれを打ち消す情報が入ってこない。今でもＭＭＲワクチンは自閉症になるというデマが残り続けているのが問題です。

岩田　イギリスはワクチン行政をしくじっていて、昔百日咳も流行させています。今アメリカやイタリアもそうで、両国では麻疹が流行しています。欧米では軒並み反ワクチン運動が盛んで、それで麻疹などが大流行しているのです。

やはり教育力という観点からいうと、みんなが情報を入手できるようになりましたが、必ずしもインテリジェンスが全方位的に上がったわけではないのでしょうね（一部は上がっていると思います）。80年代までは国が仕組みをつくって、「国民の皆さんも行政の言うことを聞きましょうね」みたいな感じでやっていたのが、インターネットで情報が流れるようになって、「そうじゃないよね」「これを信じる」「これは信じない」となって、英語の反ワクチンサイトなんて山ほどできてしまって、それを信じこんでいる人もいっぱいいるわけです。もちろんそれにかぶれている日本人も結構いるのですが、特異なのは、日本の場合、そこに行政が乗っかっちゃうことです。普通はそうしたデマや噂に対して、行政は断固「NO」とするのですが、それをしません。宗教的にワクチンを嫌う人は、個人レベルではたくさんいるし、その事実は受け入れなければなりません。信じる権利は自由です。むしろ統制的に思想を縛るほうがやばいわけで、反ワクチンの人がいる社会というのは「健全性の担保」だと思います。「日本は神の国」みたいに思想統制して、それを批判する人を逮捕する社会よりもましで、デマでもデタラメでもいえる社会を尊重すべき。だけど、国がそれに乗ってしまってはダメです。ワクチンについて断固反対する人がいるからと、官僚が忖度してしまってはおしまいです。

副作用の有無と同時に、子宮頸がんのリスクもちゃんと伝える

岩永　日本全体に広まっているHPVワクチンに対する「何となく怖い」「自分

の子に副作用が起きて学校に行けなくなるかもしれない」「一生車椅子になるかもしれない」というイメージは、テレビ番組で手のふるえる女の子が報道されてから全く払拭されていないわけです。

岩田　そのことは断固として厚労省が否定しなければならなかった。しかしそのガッツがなかったのです。

岩永　で、その心配するお母さんたちに「どうしたら安心してワクチンを打てますか」と聞いたところ、「国が安全なワクチンであることを通知してくれて、お墨付きがあればいい」というのです。つまりワクチンの積極的勧奨の再開です。ただし「ワクチンは絶対安全です」とは言えないじゃないですか。

岩田　「絶対に安全だ」なんて言わなくていいのです。「HPVワクチンを積極的にお勧めします」でいいのです。安全だなんてギャランティ（保証）は間違ったギャランティですし、ミスインフォメーションはやめたほうがいい。大事な点はすべての医療には必ず危険がともなうわけで、ワクチンだけを特別視してはいけないということです。ワクチンだけ、なんかこう特殊な医療のように話す人がいますが、何の特殊性もありません。手術や薬とまったく一緒の医療のいち手段です。

岩永　健康なときに打つというのが違うのでしょうね。いま健康なんだから、目の前にある「副反応」というリスクをわざわざ取らなくても…となる。10年、20年後のリスクと比べて目の前のリスクのほうが大きく見えてしまうのでしょう。

岩田　健康なときに飲む薬は山ほどあるし、健康なときに行う手術もあります。例えば、コレステロールが高い人が高血圧薬を飲むのは今困っているわけではなくて、将来の脳梗塞や心筋梗塞を予防するためです。なので、ワクチンとほかの医療を分けるモダリティ（様相）はゼロなんです。

岩永　例えば、健康診断のように数値が異常化して、A〜Eの評価のうちEと判断されて「要受診」となれば、自分の体が異常であるから受診しなければなりません。それこそ自覚症状はないわけですが、将来の脳梗塞や心筋梗塞を予防する薬を飲むのには納得感はありますよね。

岩田　それは、健康診断の検査値を正しい数値にすることが正しいと考えている「思い込み」に過ぎません。

岩永　でも異常数値が出て、薬を飲むことは「このまま放置しておくと、もっと悪くなるかもしれない」わけで仕方がない。飲む動機がそこにはあります。それに対して、ワクチンは全くの健康体の人が子宮頸がんになる確率がわずかだとしても、テレビで見た痙攣する女の子みたいになったらどうしようという恐怖があれば、ワクチン接種の動機より目の前の恐怖のほうが勝ってしまうのではないかなと思います。

岩田 わかります。だからこそメディアもメッセージをもっと出さなければいけないのです。一方、子宮頸がんになって苦しんでいる人もたくさんいます。

岩永 報じてはいるのですが、なかなか多くの方に伝わらない。

岩田 それはやってないのと一緒です。僕は、結果を出さないことは「プロとしてやってないのと同義」と言っています。

岩永 ひゃぁ～、耳が痛いです。今度ワクチンの連載を始めますので、先生も協力してください…（苦笑）。

岩田 先週、子宮頸がんの患者さんを診たのですが、その人は子宮全摘出して、卵巣機能を廃絶して、エストロゲンのホルモン補充療法をし、化学療法もやって、その影響で手足が冷えて浮腫みがあり、「体中に体調不良があっていろいろな症状が出たので、漢方薬を出してほしい」と僕の外来に来たのです。この患者さんと、子宮頸がんワクチン（ＨＰＶワクチン）を打って、頭が痛くなって、手足にしびれが出て動けなくなったという人とのあいだで、「いったい何が違うのか…？」と言いたいのです。子宮頸がんの怖さは毎年、一万人以上が罹患し、**毎年３０００人**がお亡くなりになります、子宮頸がんが治った残りの７０００人も万々歳なわけではなく、多くの方は子宮を失い、卵巣を失い、体調不良や薬の副作用に苦しみ、再発のリスクに怯え、夫との人間関係にも苦しみ、たくさんの苦悩を抱えながら、ずっと生き続けていかなければならない。そのことは無視して、ワクチンの副作用かもしれない何百人の人たちのその後の症状（ワクチンが原因であるにせよ・ないにせよ）だけをクローズアップして、あたかも苦しんでいるのはその人たちだけとするのはいかにもアンフェアです。

はじめに「ワクチンありき」の議論をしない

岩永　私は、子宮頸がんの患者さんのことを何回も書いています。そして、その

毎年３０００人　子宮頸がん死亡数（https://ganjoho.jp/public/cancer/cervix_uteri/index.html）。

患者さんたちに「もし自分たちが子宮頸がんになる前にＨＰＶワクチンがあったらどうしますか…？」と聞くと、「防げるものなら防ぎたかった。ワクチンが自分の時代にあったら受けたかった」とみなさんおっしゃるのですよ。それが大事なメッセージかなと思って書いているのです。私がＨＰＶワクチンについて書いた記事で一番読まれているのは、**妊活中に子宮頸がんになってしまって子宮全摘して子どもが持てなくなった方のお話**です。そういう情報をもっと発信しないといけないと思いつつも、先日の座談会でも「そもそもＨＰＶワクチンがどういうものなのか」をわかっていない人が多くて、ワクチンの基本の「キ」から伝えていかないといけないと思いました。

岩田　だからこそ、「ワクチンは特別ではない」というところからはじめたいと思います。何の特別性もなくて、医療の一つのモダリティに過ぎない。ワクチンだけが特別という固定観念に縛られてしまうから、その先に進めないわけです。医療の原理原則は、治療のアウトカムを目指しているわけで、手術を目的として手術をする医者はおらず、手術は手段に過ぎない。薬も同じ。そして子宮頸がんを予防する最強の方法としてワクチンを採用しているに過ぎない。がん検診も有

妊活中に子宮頸がんになってしまって子宮全摘して子どもが持てなくなった方のお話　子宮頸がんで子宮を全摘した理系女子が伝えたいこと（https://www.buzzfeed.com/jp/naokoiwanaga/cervical-cancer-hpv）。

効だから推奨します。つまり、手段（ワクチン）はあとからくるもので、はじめに「ワクチンありき」の議論をするからおかしくなる。一方、結核の場合の予防方法は、ＢＣＧワクチン以外のほかの方法があって、ワクチンはあまりいい方法ではないことがわかっているから推奨しない、それだけの話です。方法論が先に議論されるからおかしいし、そもそも議論の組み立ての仕方が間違っている。

岩永　２０１３年に厚労省は「積極的な接種勧奨の一時差し控え」を発表し、もう6年も経ってしまいました。

岩田　解除することを言い続けるしかないです。

岩永　厚労省が6年間も判断を保留していること自体が、「よほど危ないワクチンに違いない」とＨＰＶワクチンのもう一つの不安材料となっています。

岩田　厚労省の「判断能力の欠如」、プラス「ガッツがない」から迷走しているのです。彼らには知性も勇気もない、と科学的立場で言い続けなければなりません。「厚労省が悪い」とジャーナリズムでも追及してほしいし、われわれ医療者も言い続けなければなりません。

岩永　先生、私、ずっと言い続けているんですよ。

薬害エイズ　80年代に血友病患者に対し、加熱処理してウイルスを不活性化しなかった血液凝固因子製剤（非加熱製剤）を治療に使用したことにより、多数のＨＩＶ感染者およびエイズ患者を生み出した事件。日本では全血友病患者の約4割にあたる１８００人がＨＩＶ感染し、うち約６００人以上が死亡したといわれる。

『インフルエンザワクチンを疑え』　01年の2月号『文藝春秋』掲載。「成人病の真実」という題名で02年の8月に単行本に収録された（第7章：インフルエンザワクチンを疑え（「解熱剤は危険。だからワクチン」でいいのか？）。

岩田　もっと言わないとダメ。だって、**薬害エイズ**のときは厚労省動かしたじゃないですか。まだまだ動かし方が足りないんです。厚労省を動かす一番の動機づけは、一番は政治家。二番目はメディアですよ。この二つが一番役所を動かします。もちろん僕らも政治家に働きかけているのですが、残念ながら男の政治家は女性の役に立つようなことをほとんどやらない。

岩永　う〜ん。まずは女性の政治家を増やすしかないのでしょうかね。

岩田　それと、女性の政治家でも女性の役に立つようなことで動いてくれるのは、女性の政治家の半分くらいですかね。下手をすると、女性の政治家が一番の女の敵だったりするので。

岩永　性教育とかですかね。学校での性教育に反対した急先鋒も女性議員でした。

岩田　ええ。女の敵は女みたいな。

岩永　ピルの問題もそうでしょうね。

岩田　あとはメディアですよ。昔、イギリスのダイアナさんが差別と偏見でバッシングされていたエイズ患者さんを抱きしめたでしょ。ルーマニアでたくさんの

反論
・岩田健太郎，文藝春秋二月号・近藤誠論文「インフルエンザワクチンを疑え」を疑う．正論（345），292–296，2001–05.

前橋レポート　79年前橋市の医師会が中心となって、インフルエンザワクチン予防接種の効果を調査したレポート。ワクチン接種群と非接種群で大きな差が認められなかったため、ワクチンに効果がないと判断する医療者が出た。しかし当時の調査手法等が問題視されている。

エイズ孤児が出て、イギリスで引き取るというときに、彼女はテレビの前でその子どもたちを抱きしめたのです。その映像が世界中に流れて風向きが変わりました。テレビにはそこまで大きな影響力があります。日本の皇室がそこまでやってくれるか…というのは微妙なところですが。

岩永　先日のお母さんたちの座談会でも、若い女性皇族がＨＰＶワクチンを打ったと公表してくれたら、すごい影響があるのでは…という提案もありました。

「さくらんぼ摘み」はご法度です

岩永　今麻しんや風しんも流行っています。でも、この本では「**麻しんウイルスは日本からは排除されたので、いまは旅行者などが持ちこむウイルスが問題になるだけです。基本的に死ぬ病気ではなく、ワクチン接種の必要性は肯定しがたい**」（１９９頁）と書いてあるのです。

岩田　近藤先生はワクチンのド素人でして、じつは近藤先生は２００１年に『**インフルエンザワクチンを疑え**』という論説を『文藝春秋』に書いて、僕が内科の

ＨＰＶワクチンの副反応を検証する池田修一先生をトップとする厚生労働研究班のマウス実験　厚労省が子宮頸がんワクチンの副反応を研究するために設置した２つの研究班の１つ「池田班」において、16年３月に発表したマウスを用いた研究内容に関して、重大なミスリードや捏造（ねつぞう）行為があったことが指摘する報道があった。

異例の見解　『平成28年３月16日の成果発表会における池田修一氏の発表内容に関する厚生労働省の見解について』

名古屋市で行われたＨＰＶワクチン接種のアンケート調査　15年名古屋市が市内女性（中学３年生〜大学３年生相

後期研修医のときに**反論**を書いたのですよ。あの頃から近藤先生のワクチンのお話はめちゃくちゃでした。

岩永　インフルエンザについては**前橋レポート**のことも触れていますよね。

岩田　前橋レポートなんて40年前の調査ですし、今の評価に値しません。よく「巨人の肩に登る」という言い方をしますが、過去の研究はよりベターなものにするための礎であって、過去の結果が間違っているとか否定するものでもなくて、それを根拠にしてさらに新しいスタディが出されるわけです。特に医学においては最新の研究結果を重視すべきで、最新の結果をないがしろにして、自分に都合のいい過去のデータを抽出して論旨を組み立てるのは、サイエンスの現場ではご法度なのです。よく僕らは、このことを「**さくらんぼ摘み**」(いいとこどりの意)と言います。この本でも同じことがなされています。近藤先生のがん療法の評価も同じで、基本的に自分にとって都合のいいデータをひっぱってきて、「化学療法はよくない」と主張します。先ほども言いましたが、この手法もそろそろ飽きられていると感じます。今回近藤先生が間違ってしまわれたのは、こんなデータがあるとデータで勝負しようしたことです。当然データで簡単に反駁され

当）の7万人を対象にして行った調査。解析は名古屋市立大学大学院医学研究科公衆衛生分野の鈴木貞夫教授らが行った。HPVワクチン接種群と非接種群で副作用と思われる症状の有意差は認められなかった(Suzuki S, Hosono A. No association between HPV vaccine and reported post-vaccination symptoms in Japanese young women: Results of the Nagoya study. Papillomavirus Res. 2018 Jun;5:96-103)。

てしまうわけです。データでデマを回すというのは本当にリスキーな行為でして、すぐに反論されてしまいます。

岩永　**HPVワクチンの副反応を検証する池田修一先生をトップとする厚生労働研究班のマウス実験**も、結局何も証明していないことが明らかになりましたし、その後、厚労省も「池田班の研究結果では、HPVワクチン接種後に生じた症状がHPVワクチンによって生じたかどうかについては何も証明されていない」と**異例の見解**を発表する事態となりました。

岩田　今ちょうど**名古屋市で行われたHPVワクチン接種のアンケート調査**を**否定した論文**の**検証**を学術誌に投稿しているところです。

岩永　あの論文は名古屋市のアンケート調査（名古屋スタディ）のデータを吟味しているそうですね。**名古屋スタディ**では、HPVワクチンと接種後に報告されている24の症状は無関係だという結論が導き出されています。

岩田　元データは一緒です。でも吟味の仕方がゾロ目が出るまでサイコロを振るという手法です。モデル1、モデル2、モデル3というカテゴリーをつくって、有意差が出るまでずっと振る。この論文の著者である八重先生は統計学の専門家

否定した論文

・Yajui Y, Tsubaki H. Safety concerns with human papilloma virus immunization in Japan: Analysis and evaluation of Nagoya City's surveillance data for adverse events. Japan Journal of Nursing Science (https://onlinelibrary.wiley.com/doi/full/10.1111/jjns.12252).

検証

・HPVワクチンは危険なのか　結論ありきのひん曲げ論文にご用心.

・Iwata K, Yamamoto S, Yoshimura K. Validity concerns on the analysis of Nagoya City surveillance data on adverse events after human papilloma virus immunization.

らしいのですが、**薬害オンブズパースン会議**のメンバーだそうです。ワクチン悪者という目的ありきで、あの論文を作成されたのかもしれませんね。査読者もそれに気づかなかった。ただし計算違いだったのは、イワタは恐ろしく往生際が悪く、しぶとかったということです。

名古屋スタディ　『HPVワクチンと接種後に報告されている症状は関係ない　名古屋市7万人調査が論文として世界に発信』(https://www.buzzfeed.com/jp/naokoiwanaga/nagoya-study-sadaosuzuki)。

薬害オンブズパースン会議　薬害エイズ訴訟の弁護団と全国市民オンブズマン連絡会議の呼びかけにより、97年に発足した薬害防止を目的とする民間の医薬品監視機関。医師、薬剤師、薬害被害者、弁護士、市民ら（20名）で構成されている。

第2部

Iwata×Iwanaga
Round 2

食事で健康になる

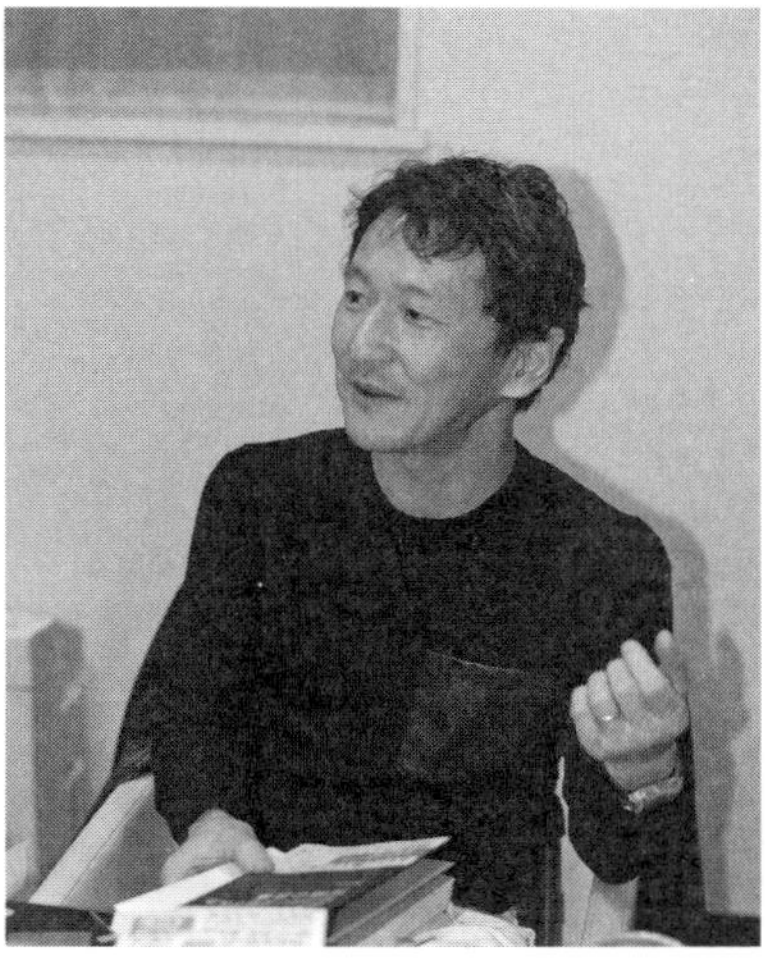

5章：次は、海外だ！「〇〇式」に学ぶ・究極のロジック

デイヴ・アスプリー著・『シリコンバレー式 自分を変える最強の食事』

「俺はなんでも知ってるぜ」の本

岩田　この本はなかなかの本です、ナンセンスな本という意味で…（笑）。昔の古典的な栄養学は非常にシンプルで、ビタミンの話など成分の過不足の話がほとんどでした。しかし今の栄養学は複合的になっていて、ただしスタディがまだ十分でなく、特に日本では乏しくてエビデンスが少ない。したがって「何が正しいのか」がよくわからないことが多いのです。なので、健康本を書くにあたっては

対談時メモ

「ハーバード式」「スタンフォード式」など，海外の有名大学やその研究をイメージさせる「〇〇式」の健康法は，読者の健康志向を煽る最強のkeyword．この本も17万部突破のベストセラーで，著者は医師ではないが，IT系の統計手法を駆使して，最強の健康法を編み出し，全米でブームとなった．

とかく海外のブランドや権威に弱い日本の読者は，「〇〇式」の本とどのように付き合うべきなのか….

「知っている情報」と「知らない情報」の両方が大事なわけですが、この著者は「俺はなんでも知ってるぜ」と、何でも情報をかき集めて、自分が知りうる範囲で世界を構築してしまって、知らない世界のことについては全く無頓着。しかも情報の質の吟味も無頓着で、手あたり次第に集めては自分で試してみて、「よかった、よかった」と言っているので、まず方法論として間違っています。もちろん結果的には正しいものもあるかもしれないし、間違っているものもあるかもしれませんが、そもそもプロセスが間違っているので、この本は信用に値しないのです。

岩永　対談で扱う本の中でもかなり売れているようですね。17万部のベストセラーです。

岩田　これ、暇さえあれば、ちゃんと調べてみたいのですが、ダイヤモンド社って、信用できない健康本が多いと思うのですよ。じつは以前に、この出版社から本を出さないかと打診されたことがあって、一所懸命原稿をつくって見せたら、「この内容ではうちでは出せません」と言われてしまって。

岩永　なぜですか…？

岩田　もっと「煽る」「過激な」「釣りワード」がないと、売れないからだそうです。

内容の妥当性等はなくてもよくて、そうした編集姿勢が露骨だったので、そのとき「信用できないな」と思いましたね。同社の健康関連本の**ウェブページ**を見ても、コンテンツがプアですよね。タイトルだけでデタラメとわかる本がじつに多い。あれもページ・ビューが増えることだけを意識している感じです。

ウェブページ
・https://diamond.jp/articles/-/59468.

「免疫力アップ」の本は読む価値なし

岩田　本書の26頁に「**炎症性の「サイトカイン」という微細なタンパク質性因子を血中に放出する。それは最後には脳に達する。脳は炎症を生じると不機嫌に、低パフォーマンスになり、自分では望んでいなくてもあなたをバカのように振舞わせる**」とあるのですが、こうしたデタラメを平気で言っているわけです。そして27頁には「**大切なのは、反栄養素を含む食品はなるべく摂らないで、免疫系を刺激する食品は完全に避けて、免疫反応を抑制することだ**」と。「こんな話、どこからきたんや?」みたいな…。

岩永　医学的には「反栄養素、栄養阻害物（アンチニュートリエント）」という概念はあるのですか…？

岩田　反栄養素なんて、「そもそも何…!?」です（笑）。そして反栄養素を含む食品をなるべく摂らないというのは、なぜそうなるのか。免疫系を刺激する食品は、なぜ免疫系を刺激するのか、まるでわかりません。

一般に「免疫力アップ」という話はたいていデタラメでして、「免疫力を上げる食事」というのもしかりです。免疫反応はバランスが大事なので、強すぎても弱すぎてもダメなんです。免疫反応が強すぎると自己免疫疾患になるし、弱すぎると感染症に弱くなる。でも「免疫力をアップ」となると、何を意味するのかさっぱりわかりません。しばしばＮＫ細胞活性が上がることを免疫力アップの根拠にしている文献もありますが、ＮＫ細胞はたくさんある免疫系のワン・オブ・ゼム（その中の一つ）にすぎなくて、ＮＫ細胞活性が上がることが免疫力アップにはならないし、逆に、免疫細胞のアクティビティが上がりすぎると、益が害として返ってきてしまうわけで、決して健康にいいとは限りません。そもそも血液中の細胞のアクティビティと、健康とは何の関係もない。あるいは関係があるかどうかもわからない中で、そうしたものをアウトカムとしてデータを見ていき、

「いい」とか「悪い」とかしている時点で科学的リテラシーがないわけです。ですから「**免疫力アップ」と書いてある時点で、その本は読むに値しない本と決めつけてほぼほぼ間違いないです。**

岩永　免疫力とか、デトックスとかというコトバが出てくると、怪しいなと思いますね。

岩田　デトックスも、「そもそもデトックスって、何…!?」の世界でわからない。体から毒を取るといいますが、「じゃ、体の毒って、何…!?」となるし、体の中の要素はある程度は必要で、過量には不要でして、あるいはあるものはあってもなくてもどうでもいいもので、そうすると「デトックスって、何やねん…!?」でして、雰囲気だけがひとり歩きしている。スピリチュアルとか、ナチュラルなども、同じ雰囲気です。ちなみにですが、医学的には老廃物の処理は腎臓と肝臓で多く行われており、腎機能と肝機能を正常に保つのが最良の「デトックス」と言えます。

ほかの本でも書きましたが、「**自然免疫**」というコトバがありまして、innate immunity の訳です。これはすごく悪い訳だと思います。直訳すると、「生まれつ

自然免疫（岩田健太郎. 高齢者のための糖尿病診療. 丸善出版. 2019, p99）.

いて持っている免疫」です。体の中にある多くの免疫は「獲得免疫（acquired immunity）」といって、麻疹に罹ったら麻疹に対する免疫がつくわけで、後天的にあとからついた免疫です。ところが何の病原体の曝露がなくても生まれつき持った街のおまわりさんみたいな免疫があります。つまり innate immunity、これって、弱い免疫力なんです。獲得免疫のほうがはるかに強い。innate immunity が強ければ、最初から麻疹にかからないのですが、弱い免疫だから罹患してしまう。でも弱いというのは、それはそれなりに意味があって、強すぎると炎症自体が体を攻撃してしまう。しかし innate immunity を「自然免疫」と訳しちゃうと、「ナチュラルな免疫」「エコな免疫」「環境にやさしい免疫」みたいなイメージが先行し、いかにも体に優しい免疫みたいな扱いとなって、「自然免疫をアップするドリンク」だとか、その手の体操、ヨガ、骨盤回しなどが跋扈しています。あるいは、獲得免疫は「不自然な」免疫だと誤解して攻撃してしまう。これが反ワクチンと親和性が高かったりして。

こういう「自然」免疫は自然だからいい、みたいな雰囲気で語るやり方は全くナンセンスでして、その代表がＮＫ細胞活性です。医学生の頃、僕、ＮＫ細胞活性の研究をお手伝いしていたんですよ。

岩永　**どんな研究**をしていたのですか…？

岩田　被験者に漢方薬を飲んでもらったり、トラックの運転手に徹夜で運転してもらうとＮＫ細胞活性が下がるとか、徹夜勉強のあとで測定するとか。ＮＫ細胞活性なんて、いくらでも調べることが可能で、これを上げたり下げたりするアクティビティは山ほどあります。でもそれはあくまでも一過性のもので、徹夜すると下がるのですが、寝たらまた上がるんです。健康になるかどうかの指標とはほとんど関係ない。ああいうロジックで読者を騙すのは、知らないでそうしているならば愚かなことだし、知っていてやっているとしたら非常に悪質です。どちらにしても「免疫力アップ」の本は読む価値はないし、お金を払うだけ無駄と思いますね。

デタラメなことを言う人は、「人当たりがよい…？」

岩田　32～34頁には　「**カビ毒（マイコトキシン）**」（カビの二次代謝産物として産

どんな研究
・Kamei T, Kumano H, Beppu K, Iwata K, Masumura S. Response of healthy individuals to ninjin-yoei-to extract--enhancement of natural killer cell activity. Am J Chin Med. 1998;26（17）:91-5.
・Kamei T, Kumano H, Iwata K, Yasushi M. Influences of long- and short-distance driving on alpha waves and natural killer cell activity. Percept Mot Skills. 1998 Dec;87（3 Pt 27）:1419-23. など。

生される毒の総称）に汚染されたコーヒーを飲むとだるくなるとありますが、カビ毒というのが「健康に意味があるのか・ないのか」、マイコトキシンのように意味のあるものもありますが、人間に寄与するカビもあって、ブルーチーズのようにあえてカビを発生させて食べることもあり、ここにはカビがあるからダメのような極端な換言があります。論理的にもおかしいですし、最初からカテゴリーのくくり方が間違っている。

岩永　この本では、これまでの栄養疫学の常識をひっくり返す論旨を展開していますね。塩分も体にそんなに悪くないとか。

岩田　この本の文献リストをネットから手に入れることができるのですが、健康に関する適当なウェブサイトから結構引っ張ってきているんですね。この著者はＩＴ業界出身の人だから情報の権化で、とにかくたくさん調べているのですが、「こんなにも、俺は知ってるぜ」とゴミも宝石もみんながちゃがちゃ集めてしまって、吟味をしていないんです。

岩永　脂肪がいいとか、塩分は高血圧に関係がない、果物は否定する。

岩田　魚の脂で気分がよくなるとか、適当なことばかり。

岩永　でも、そうした際どい話は、やっぱり耳目を集めますよね。

岩田　ええ。そして投資家とかＩＴ起業家とか、社会的に成功している人が書くものだと、受けるのですね。日本でもセレブが実践している健康法とか…、その健康法の正しい根拠などどこにも書いてなくても売れてしまいます。そうそう西野先生の『**スタンフォード式　最高の睡眠**』はとてもすばらしい本でしたが、65頁に「**超一流の人は、正しい情報収集と理解力を武器にする**」との記述があり、そこだけはどうかな…と思いましたね。有名人やトップアスリートでも間違っていることをやっている人はたくさんいますよ。今日もＪリーガーで、水素水を愛用しているというツィッター記事を読んだのですが、「それは誤りです」と指摘しようかどうか迷いました。

岩永　指摘されたのですか？

岩田　迷ったすえに何も言いませんでした。そういうことにお金をかけたければどうぞという話です。有名人の周りには怪しい人が言い寄ってくるのはよくある話で、がんになった芸能人とかにはデタラメなことをいう人がうようよ集まってくるわけです。そういう人は、とても人当たりがよくて、話をよく聞いてくれ

『**スタンフォード式　最高の睡眠**』　序章、10頁の脚注参照。

て、愛想もよくてすごくいい人。**スティーブ・ジョブス**が死んだのも、そうしたインチキのためです。標準治療を受けていれば治療できたかもしれなかったのに、怪しい食事療法などを唆されて信じてしまったのでしょう。あの人は思い込みの激しい人だったらしいので、標準的な現代医療はダメとしたのでしょうね。

岩永　今回の対談本のムーギー・キムさんの『**最強の健康法　病気にならない最先端科学編**』では、元アナウンサーの方の死因について言及されていました。実際にその患者さんを診てない人の情報を云々するのはよくないと思うのですが…。

岩田　患者の個人情報ですし、医師には守秘義務もあります。ただし医学界の中ではアカデミックな対象として、患者情報を共有するわけですが、メディアには個人情報は出せないので、「こういう治療を受けていました」とは言えないです。

秘密の情報は怪しく、標準化された方法は健康に近い

岩田　有名人が医学的にデタラメなことを吹き込まれて、それを実践し、雑誌が「セレブの実践する○○」と紹介するのはよくある話です。美人になる方法でも、

スティーブ・ジョブス（1955-2011年）　アップル社の共同設立者の1人で、マッキントッシュコンピュータやiPaD, iPhoneなどを開発した米国のカリスマ的実業家。85年米国国家技術賞受賞。05年6月、スタンフォード大学卒業式でのスピーチ「Stay hungry. Stay foolish（野心をもち続けなさい、そして愚かであり続けなさい）」は有名。03年早期の膵臓がんと診断されたが、東洋文化を尊重し、絶対菜食、ハリ治療、ハーブ療法、光療法などを選択。11年膵臓腫瘍の転移による呼吸停止により死去。享年56歳。

ダイエットでも、もともと美人だから女優になれたのであって、その女優が実践している方法を真似しても、美人になれると思っているのが、誤りなんですね。

岩永 アハハ…（笑）。それとセレブやエグゼクティブは〝特別な〟情報を集める力があって、お金を持っている人ほど、怪しい情報を掴んでしまいがちなのでしょうね。

岩田 お金を持っているから、そこに優先的に付与された「秘密の方法」があって、有名人やお金持ちだけの特権的な情報が存在すると思うのかもしれません。これは金持ちになる方法も同じで、成功する人はいるし、破産する人もいるし、そこは検証できない部分です。でも有名人になればなるほど、金持ちや健康になる特権的な情報が存在するなんてのは、幻想にすぎないですよ。僕、ファイナンシャル・プランナーの資格を持っているのですが、基本的には株のマネジメントにはスタンダードなやり方があって、そこから外れれば外れるほど失敗する可能性は高まります。そして完全にやばい内々の情報はインサイダーで、犯罪です。インサイダー取引でなく、特別な方法で博打や競馬に勝つやり方というのはたいていが怪しくて、そんな普遍的な方法があればとっくに標準化されているわけで

『最強の健康法 病気にならない最先端科学編』（ムーギー・キム，2018），SBクリエイティブ．「病気にならない最先端科学編」「ベスト・パフォーマンス編」の2巻からなる、世界レベルの名医ら50人に聞いた「本音」の健康法。著者は『最強の働き方』『一流の育て方』等の国際的大ベストセラー作家。

す。健康になる方法も現在行われている標準化された方法が健康に一番近くて、秘密の方法は怪しい。これが一般法則です。午前4時くらいにテレビをつけると、有名人が実践している健康食品の番組がやっていますが、元力士さんが愛用しているとか、往年の女優さんが用いているとか、個人の感想があてにならないのと同じで、**キムタクがトヨタのカローラのＣＭ**に出ているからといって、ふだんからキムタクがカローラに乗っているわけではないんです（笑）。有名人バイアスというのは信用しないほうがいい。

標準治療は最高の治療、でもがんは道半ば

岩永　よくがんの治療で「標準治療」というコトバを用いるからよくないと言われます。つまり標準というと、松竹梅の真ん中、並みの治療と思われてしまい、もっとお金を出せばよりよい治療が受けられるんじゃないかという思い込みがあって、経済的に裕福な人はそこに手を伸ばしてしまうと。でも標準治療は、その時点で松竹梅の「松」なんですよね。

キムタク（1972年生まれ）　木村拓哉、東京都出身。男性アイドルグループＳＭＡＰの元メンバーで、ジャニーズ事務所所属のマルチタレント。

トヨタのカローラのＣＭ　トヨタ自動車が66年より製造・販売している乗用車。長年、木村拓哉はカローラをはじめとるトヨタ車のＣＭに出演。

岩田　がんを専門としている先生方に怒られるかもしれませんが、「松」ではあってもがん治療は「道半ば」なんです。つまり一部のがんを除くと、これだという治療法が確立されていない。当然失敗率も高いのです。特に進行がんでは、どうしてもうまくいかないケースが相対的に多くなります。すると、一部の患者さんは藁をもすがる想いで怪しげなものにいってしまう。これは構造的な問題で、標準治療がベストだけれど、まだベスト・アンド・イナフ（最高かつ十分）ではないんですね。

例えば、**エイズ**は、90年代は同じく不治の病で、怪しげな治療法がたくさん出てきて、患者はそれにすがって結構亡くなりました。エイズは今のがんよりはるかに予後が悪くて100％死に至る病でした。でも**ART**という「標準治療」が確立されて、今では死なない病気になったのです。すると、エイズの標準治療はめちゃくちゃいいので、エイズに怪しげな治療が入り込む余地がなくなったのです。以前はC型肝炎も治りが悪かったので怪しげな治療法がたくさんあったのですが、今日の**DAA治療**は99％くらい快癒します。ここでも大事なのはエフェクト・サイズ。あれぐらいエフェクト・サイズがしっかりしていると、紛れ

エイズ　後天性免疫不全症候群（AIDS）。ヒト免疫不全ウイルス（HIV）がヒトの免疫細胞に感染して破壊し、エイズを発症させる。性行為感染、血液感染、母子感染の感染経路があり、ARTが確立されるまでは不治の病だった。

ART　抗レトロウイルス療法（anti-retroviral therapy）の略称。複数の抗HIV-1薬を各人の症状・体質に合わせて組み合わせて投与し、ウイルスの増殖を抑えてエイズの発症を防ぐ治療法。この療法によりエイズは「死なない病気」となった。

DAA治療　直接作用型抗ウイルス薬（Direct Acting Antivirals）

もないわけです。ですから怪しげな治療を排除するためには、がんの治療法を高めるしかないのです。今の治療法はトップジャーナルに載るようなＲＣＴでの**カプランマイヤーカーブ**、臨床病気別生存曲線を見ても、そこに統計的有意差があったとしても、介入群の生存曲線もやはり似たようなカーブになっていることが多い。つまり、一定期間にお亡くなりになる患者は少なくない。もちろん、それが標準治療の存在そのものを否定するものではないし、トンデモを許容する根拠にもなりませんが、ノット・グッド・イナフ（十分ではない）であることは認めざるを得ない。

いくら標準治療で、最新、最善の方法といっても、大多数の方が亡くなるという事実はあるわけで、患者さんやご家族にしてみれば、そういうデータを見ても「これだけの違いか」と感じる方はいるのではないでしょうか。こうした指摘に対して、もし怒ってしまうがんの専門家がいたとしたら、その方は自分の立場をアピールしているだけにすぎませんし、同じがんの専門家でもそのことをわかっている人はちゃんと認識しています。基本的に、信頼できる専門家とは、その領域の「不都合な真実」を否定したり矮小化しない人物ですから、どの領域につい

の一つ。C型肝炎のウイルスに直接作用して増殖を抑える。大変高額であるため、助成制度がある。

カプランマイヤーカーブ　イベントが発生するまでの時間を解析する方法で、生存率を評価するときに用いられる。致死的な疾患に対するある薬剤の治療効果をみる場合、「薬剤投与による生存率の推定」「薬剤対薬剤、薬剤対プラセボといった2群間の生存率の差」を把握できる。

ても言えることですが…。

伝承（経験主義）の弊害

岩永　ＨＩＶはコントロールできる病気になりました。ところがいまだにＨＩＶ感染者の歯科診療や人工透析を拒否する医療者がいます。感染機序や感染対策も確立されているのに、「エイズ＝死」というイメージが残り続けていますよね。医療の進歩と人の認識というのは違うのかな…とつい思ってしまいます。

岩田　ＨＩＶに関しては、無知が原因です。しかるべき情報があっても知らない。透析センターに行って、「ＨＩＶは死なない病気だ」と言っても知らないし、勉強していません。だから「なんとなく怖いし、気持ち悪いし、受診なんてとんでもない」となります。

日本の医療界のいけないところは経験主義でして、経験したものは受け入れるが、経験しないものは拒否するのですね。僕は「経験主義から勉強主義に変えるべき」と常に言っていて、だからこそデータを見ましょうと。「私が診たことがあるかないか」ではなくて、「ＨＩＶの患者はデータとしてどうなのか」ということです。感染率は非常に低いし、薬を飲んでいる人から感染する人はほとんどいません。ＡＲＴでウイルスをちゃんと抑えていれば、いまやコンドームをつけないでセックスしても感染しないんです。全然問題がないにもかかわらず、その事実を見ようとしない。見てないのに、壁を立ててしまい、患者を拒否する。さらには日本の専門病院問題があって、**エイズ診療拠点病院**が整備されると、ほかの病院は専門病院に任せきりで何もしなくなります。

岩永　ＨＩＶに感染しても死なない病気になったということは、皆さん、歳をとります。高齢者になれば、合併症も増えていきますよね。

岩田　そのとおりです。心筋梗塞や大腸がんになったり、虫歯にもなります。当然拠点病院で全部診れるわけがなくて、「地域で診てください」となっても、「ＨＩＶダメです。診たことありませんから」となります。これは、日本の医療界が経験主義に基づいているからであって、昔からの医局制度で教授の方針（経験）を伝承で伝えていくという教育制度の弊害ですよ。僕はそのことをずっと言っているのですが…。医者って、本当にアタマが悪いんです。

エイズ診療拠点病院
地域におけるエイズ診療の中核的役割を果たすことを目的に整備されたエイズ専門病院。

岩永　衝撃的なお話ですね。

岩田　伝承（経験主義）で、「俺は20年前、抗菌薬をこう使えって教わったから、そのとおりにしなさい」ですから。そのまんま。その情報がおかしい可能性を疑わないのです。知識の集積はあるのですが、自分が知らないことに対する自覚が欠如している。入ってくる情報には耳が大きくなるのですが、そもそもその情報にはバイアスがかかっていて、製薬メーカーの説明会の情報だったり、自分で調べようともせず、鵜呑みにする。その発想の仕方がおかしいというのがＥＢＭの発芽でして、「まずはデータを調べましょう」と考えるのが大事なのです。「医局＝教授主義」だと、教授の言うことを疑うのはタブーだし、反論すれば干されてしまう。教授に論文やデータを突きつけて、「そのやり方はよくないので、こう変えましょう」と若手がどんどん意見できるようなチームにしなければ、大学医学部の知性は劣化していくだけですよ。

フィードしてくれる情報を丸呑みするのは偉くない

岩永　医師の世界でもそうであれば、一般の人ではなおさらなんじゃないですか…？

岩田　一般の人も基本伝承主義で、情報というのはメディアがスプーンフィーディングで届けてくれると思っています。でもそれは根本的には、初等教育からの学校教育がよくなくて、小中学校でも先生の言っていることを吸収するのが勉強と思い込んでいます。「先生の言うことがおかしいのでは…」と思うお子さんは、こまっしゃくれているとか、ひねくれているとなって、ダメな子供と定義されます。僕の5歳の娘もそうですが、好奇心旺盛で、「これって、何なの？」『何で、こうなるの？』と関心を持つものはみんな訊いてきます。でも学校に入った途端に抑圧しちゃうんですね。フィード（供給する）してくれたものを受け入れて、丸呑みするのが偉い、賢いとされる。そういう人は大学受験に成功して、出世します。医学生はその純粋抽出物みたいなものです。だから、医学生が「頭がよい」とは全く限らない。クリティークという観点からはむしろ能力が低い可能性すら、ある。

岩永　リテラシーというのは、結局、教育から考えていくしかないのでしょうね。

岩田　この著者も手あたり次第に都合のいいデータを集めてきて、いい気になっているだけで、クリティークが足りないです。

岩永　彼はＩＴ業界の投資家なので、ビジネスマンのパフォーマンスを上げるという観点から生活の部分でアプローチしているというのが、とっつきやすいのかもしれません。

岩田　アメリカによくある**ハイパーアクティブタイプ**で、熟慮が足りない方という印象ですね。また、訳者がまた哀しくて、「あとがき」で「**セレブがこぞって実践するなど大ブームだ**」（３２７頁）と解説していて、この人もクリティークが足りない。いずれにしても、よく売れている本というのは本の正しさを必ずしも保証しないということです。

ハイパーアクティブタイプ　非常に活動的な性質であるさま。

6章：ならば、これで、どうだ！20万人の診療訓

牧田善二著・『医者が教える食事術 最強の教科書 20万人を診てわかった医学的に正しい食べ方68』

対談時メモ
2018年，最も注目された健康本といえば，この1冊（50万部突破．TBSテレビ「金スマ」でも2回紹介され，話題となる）．
著者は，糖尿病専門医として，20万人を超える臨床経験を持ち，最新の医療データや医学論文に詳しい医学博士．本の帯には「ちまたの健康法はウソだらけ！」と銘打ってあり，読者の読解力と判断力が問われる一冊．
対談は本の批評にとどまらず，「酒」と「タバコ」の議論へと発展した．

「イワタさんが殺人をした」、ゆえに「イワタさんはみんな殺人者」とする本

岩永　この本は公称50万部突破だそうです。『TBSテレビ「金スマ」』で特集が2回（5／18、6／22）も放送され、話題沸騰！」の本とのことです。今年の8月には『医者が教える食事術2 実践バイブル 20万人を診てわかった医学的に正しい食べ方70』の続編も刊行されました。

岩田　牧田先生の本はおもしろくて、この方は糖尿病の専門医ですよね。数は少ないもののデータもそれなりに出していますし、そういうところはいいと思います。ですが、専門家の一番いけないところも出てしまっている。つまり、全部自分の専門に引き寄せすぎることです。つまり、すべての健康問題は全部糖分が原因で、血糖値の問題を改善すれば、全部よくなるという結論にもっていこうとします。原理主義は科学の一番の敵ですけど、極端な糖原理主義者のロジックです。ヒューマンサイエンス、人間というのはとても複雑にできているので、「遺伝子ですべてが決まる」とか、「環境要因がすべてを左右する」とか、あるファクターがすべてを決めるというよく売れるタイプの健康本は、基本デタラメですが、この本でも「血糖値が健康管理の最大の鍵」としている点が残念なんです。

岩永　私なんかは、表紙を見て、「**20万人を診てわかった**」という数字のサイズをアピールしている時点でうさん臭いなと思ってしまうのですが…。

岩田　何万人診ても関係なくて、大事なのは診かたの問題です。風邪の診療なんか、何百万人診ても間違った診療の仕方をしていればファクトは見えてこないですから。たくさん診ているからいいということではありません。

岩永　自由診療のクリニックのホームページなども「9千人に試して…」なんて、釣り文句が出てきますよね。しかし、論文のデータは示さない。

岩田　それと、この本の44頁で50歳台男性のボランティアの一例をことさら強調するなど、**津川先生の本**とは真逆のスタンスでして、エビデンスの質が大事ということを理解していないのか、単にそこに情報があるということを述べているにすぎない。**通常、個別の情報だけからは一般法則は導きだせないんですよね。**「イワタさんという人が殺人事件を起こした。ゆえに、イワタさんという名前の人はみんな殺人者です」と同じ捉え方です。

僕は医学生に教えるときも常に「患者さんの一般化できる情報と、個別の情報を分けて考えなさい」と言っています。例えば、肺炎に対して一般的には培養検査が必要です。これは一般化できる学び。しかし、その患者が阪神タイガースのファンであるとか、夕方になると大相撲を観戦するというのは、その人だけの個別の情報です。肺炎の患者はみんな夕方に大相撲を見るという結論を出してはダメで、Aという患者にBという薬を出したので、Cという疾患にもBという薬が効くという間違った一般化をする研修医がとても多いのです。それは経験主

津川先生の本　序章、10頁の脚注および2章参照。

義だからです。経験で丸覚えする癖がついているので、「一般法則化できる法則は何か…?」を考えない。「一般化できるもの、一般化できないものを分ける能力を身につけなさい」と言っています。この本は、その辺がぐちゃぐちゃになっている。ちなみに、患者さんがタイガースファンだとかいう「個別な情報」も、それはそれで大事です。その患者さんに接するときの重要なファクターになるかもしれないから。個別な情報に価値がない、と言いたいのではなく、個別な情報は個別なもので、一般化してはいけない、ってことです。

縄文人は糖尿病になる前に死んでいる

岩田　49頁に「**私たちの祖先は、採集した木の実などのわずかな食糧を食べて生き残ってきました。そのDNAを引き継いでいる私たちが「勝手に食べ物を変えてしまった」**」とか、69頁「**私たちにとって本当にヘルシーな和食とは、縄文人が食べていたようなものです**」とか、70頁「**縄文時代にはなかった食べ物は口にするべきではないのです**」など、縄文人が偉いみたいな記述がありますが、

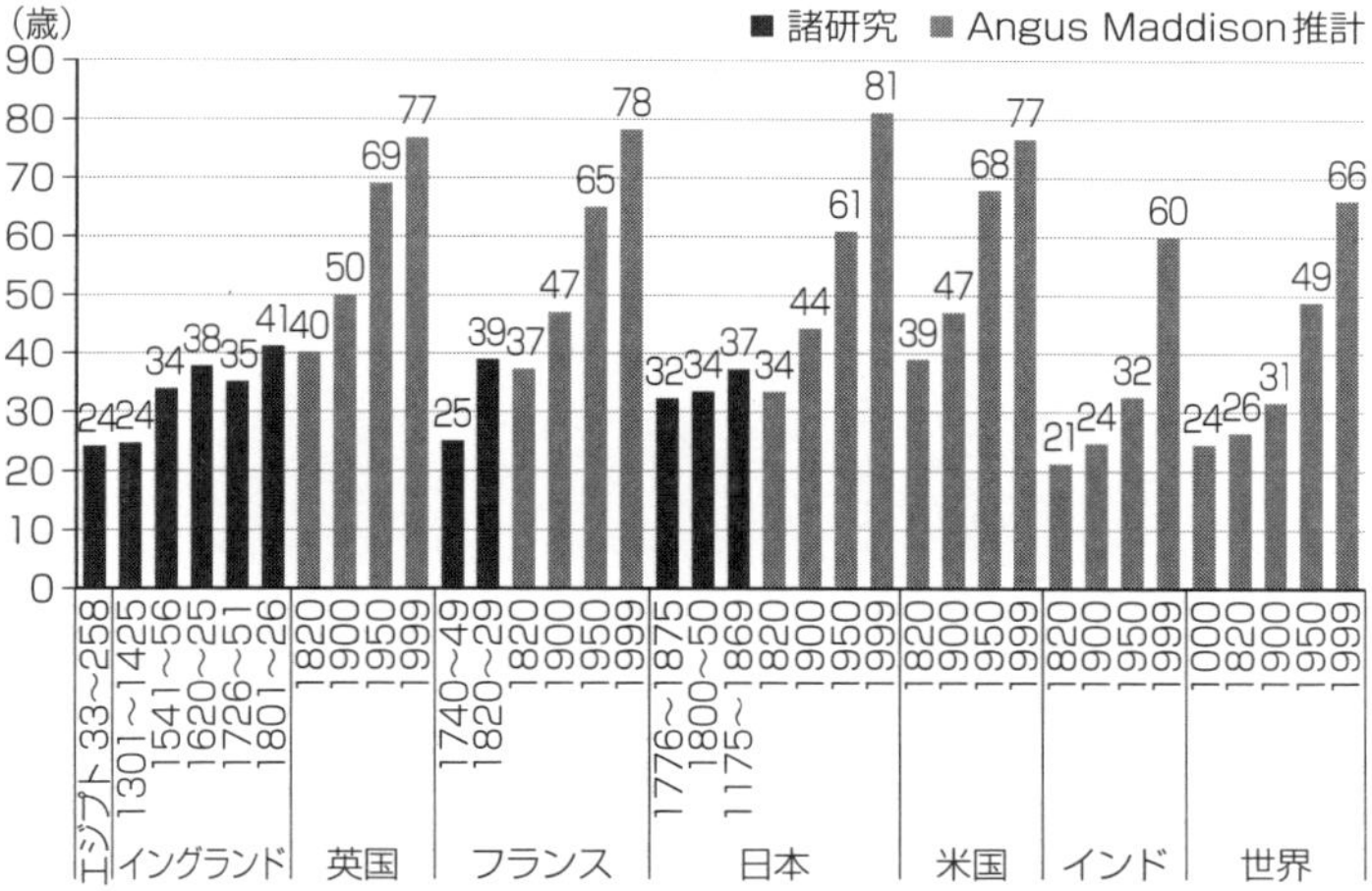

図6・1 平均寿命の歴史的推移（日本と主要国）

（注）男女平均．出典：Angus Maddison, Development Centre Studies：The World Economy：A Millennial Perspective, OECD 2006）

これは「見たんかい…!?」と思わずツッコミを入れたくなる世界観でして。

岩永　糖質制限を主張するお医者さんはよく縄文人の話をされますよね。

岩田　縄文人が健康だったなんて、「見たんか…?」の世界でして（笑）。ちなみに明治時代の日本人の平均寿命は40歳ぐらいで、**縄文人はもっと若く死んでいた**はずです（図6・1）。だから多くの縄文人は糖尿病になる前に死んでいたでしょう。熊や狼に襲

縄文人はもっと若く死んでいた　縄文時代15歳、明治24～31年43歳（https://honkawa2.sakura.ne.jp/1615.html）。

われたり、餓死したり、凍死したりして。

岩永　がんにもならず…にですね。

岩田　よく「野生動物はがんにならない」と言われるのですが、野生動物も同じでがんになる前に谷から落ちたり、天敵に襲われたりして死んでしまう、あるいは飢餓で。というわけで、「縄文人は偉い」みたいな話はあまり意味がない。「和食＝健康食とは限らない」みたいに、妥当性の高いものと低いものが混在しているロジックというのはよくあります。

岩永　今回の対談で扱う**別の本**で、**マクガバン報告**に「元禄時代の食事がいい」といった記述がありましたが…。医療の分野で、「昔がよかった」と言われることはたいてい眉唾ものですね。

岩田　日本食がいいという論調は、１９７０年代にマクガバン報告などで発表されたのですが、あくまでも報告でして、実証データが乏しいのです。日本食を吟味したデータはほとんどないですし、まして元禄時代にそんな実証は行われておりません。「元禄時代の人が健康だったのか」、もっといえば、「日本食とは、何ぞや…」という定義も確定されていません。

別の本　序章、6頁の脚注参照。

マクガバン報告　77年にアメリカで発表された「アメリカ人の食事の目標（Dietary Goals for the United States）」（McGovern, G, et al. Select Committee on nutrition and human needs United States senate. Dietary goals for the United States. 2nd ed. U.S. Government printing office, Washington）。

ウィトゲンシュタイン　1章、43頁の脚注参照。

岩永　カレーだって、日本食といえるかもしれない。

岩田　和食と日本食の違いは微妙かもしれないですけど、おにぎりや味噌汁もかつ丼だって和食だし、何をもって和食とするのかがわかりません。**ウィトゲンシュタイン**の箴言と一緒で、コトバの定義があやふやなモノに対して議論するととんでもない方向に行ってしまうので、ふわふわとした定義で話を進めると、安易に「縄文人は偉かった」みたいな話になります。

自分の好みを優先してデータを解釈してはならない

岩永　それから「ポリフェノールが入っている食材は偉い」という記述もありますが、シニアワインエキスパートの岩田先生の見解をぜひお聞きしたいです。

岩田　こんど**別の本**で出しますが、ポリフェノールが健康にいいことはあんまりないです。赤ワインを飲むとちょっとは健康にメリットがありますが、じつはあんまりないのです。**フレンチパラドックス**は確かにありますが、因果関係がよくわからない。あれはアメリカ人の肥満社会からみたフレンチパラドックスなの

別の本（岩田健太郎（著），石川雅之（絵）．ワインは毒か、薬か。．朝日新聞出版. 2019）.

フレンチパラドックス　フランス人の１人当たりの肉消費量は世界のトップクラスだが、１人当たり年間67リットルものワインを飲む。過度の肉食や飲酒は体によくないはずだが、フランス人は他の欧米国に比べて心臓病による死亡率が低く、この現象を「フレンチパラドックス」と呼ぶ。これは赤ワインの中に含まれるポリフェノールの効果と推測されている。

スペイン人が世界一長寿になる
・Spain to beat Japan in world life expectancy

で、日本人と比較したらそれほど変わらないと思います。それと、せっかくなのでついでに申し上げると、もうじき**スペイン人が世界一長寿になる**と予測されており、いつまでも、日本人が一番とも言えません。

岩永　牧田先生は137頁で「**辛口の白ワインはやせる**」と指摘していますね。

岩田　データ、文献ないでしょ？

岩永　文献らしきデータは掲載されていますが、それは、お酒が血糖値に与える変化の図ですね。「**白は酒石酸が豊富だからではないかと思われます**」と。

岩田　「僕が白ワインを飲んでいるから、健康にいいんだ」というロジックではないですか。今連載中の本にも書きましたが、酒、アルコールは基本的に全部体に悪いのです。「だとしたらどうするのか…？」、あるいは「どれくらい飲むのか…？」というトレードオフの発想になりますが、日本の医療従事者は総じて喫煙に厳しく、酒に甘いですね。

岩永　私も甘いです（笑）。

岩田　それは、自分の好みをデータに優先させるからであって、WHOによると**喫煙のせいで毎年700万人くらい死んでいて、酒のせいで300万人くら**

league table for 2040 | World news | The Guardian (https://www.theguardian.com/world/2018/oct/16/spain-to-beat-japan-2040-world-life-expectancy-league-table:Accessed on Feb 7,2019).

喫煙のせいで毎年700万人くらい死んでいて　タバコの流行は、世界が今まで直面してきた最大の公衆衛生上の脅威の一つ、年間700万人以上が死亡している。このうち600万人以上が能動喫煙、約89万人が受動喫煙によるものとされる（https://www.who.int/news-room/fact-sheets/detail/tobacco）。

い死んでいます。７００万ならダメだけど、３００万ならいいのか。五十歩百歩っていうのは、まさにこのことをいうのではないかと思います。

岩永　耳が痛いです。許してください。

岩田　許すのは構わないですが、ならば「喫煙者も同じ根拠で許すべきだ」と僕は思います。もし「酒を飲むことを自分の価値観の問題だから許してくれ」というのなら、なぜ禁煙運動の人たちは喫煙者をあんなに責め立てるのだと思うわけです。

快不快の問題を先にし、サイエンスを後回しにしてはダメ

岩永　でも、受動喫煙は許したくないですね。

岩田　**受動喫煙のリスクのエビデンス**は、案外乏しいんですよ。

岩永　いや、**出ていますよね**。

岩田　それは、受動喫煙の定義によります。つまり、「何をもって、受動喫煙となすのか…？」をあやふやにしているので、議論が間違った方向に向かうので

酒のせいで３００万人くらい死んでいます　12年には約３３０万人が死亡している。全世界の死亡の５・９％がアルコール摂取に起因する（https://www.who.int/substance_abuse/facts/alcohol/en）。

受動喫煙のリスクのエビデンス
・Tan CE, Glantz SA Association between smoke-free legislation and hospitalizations for cardiac, cerebrovascular, and respiratory diseases: a meta-analysis. Circulation. 2012 Oct 30;126（18）: 2177-83.

出ていますよね
・https://www.mhlw.go.jp/file/05-Shingikai-10901000-Kenkou

す。受動喫煙のエビデンスは皆疫学**コホート研究**です。それをもって「エビデンスとして認めろ」という意見はありますし、僕自身もコホート研究だからダメとは思いません。でも、そうした研究が示しているのは、例えば「ずっと一緒に住んでいる」「同じ職場で周りがずっと吸っている」などの長年にわたる継続的な受動喫煙のことです。街でタバコを吸っている人とすれ違って、「あっ、これ受動喫煙だ！」と言うのはまったくナンセンスでして、ほとんど健康には関係ない。今、喫煙対策で一番うまくいっている国に、スペインとニュージーランドがあります。スペインとか行ったことありますか。

岩永　サッカーを観に行きました。

岩田　スペイン人、路上でめっちゃ、タバコ吸ってるでしょ…？　なぜかというと、路上喫煙の健康被害はほとんどないからです。たまたますれ違ってタバコの煙を吸い込んでも、健康被害はなくて、それはフライドポテトを月に数回食べても太らないのと一緒で、つまり程度の問題なんです。

岩永　私も店内のような密閉された空間で吸わないでいてくれたら、外で吸ったっていいと思っています。ただし、歩きタバコも幼児には危険です。

kyoku-Soumuka/000172687.pdf.

コホート研究（cohort study）　現時点（または過去のある時点）で、研究対象とする病気にかかっていない人を大勢集め、将来にわたって長期間観察し続けることで、ある要因の有無が病気の発生または予防に寄与するかを調査する手法。疫学研究の手法のうち、介入を行わず対象者の生活習慣などを観察する「観察研究」の一つ。

岩田　なので、スペインとかニュージーランドは、お店の中の喫煙は完全に禁止し、外で吸うのは自由にやりましょうと。ところが日本は外で吸うのはダメ。これは科学、医学、データを無視しており、感情的、観念的にダメなんです。

岩永　逆に、**路上喫煙のほうを先に取り締まりました**ね。

岩田　マナーの問題が先に出て、サイエンスは後回しにして、「じゃぁ、店の中は妥協しよう」みたいな感じで、順番が逆です。科学よりも観念を重視させて健康のデータを解釈して、外でタバコを吸う人を見るのもイヤだから「許せない！」みたいな反応となっています。特に医者に多いです。

岩永　日本禁煙学会の反応とかですね。

岩田　観念的に許せないことを強調したがゆえに本質を見失い、挙句の果てに国会議員の反対にあって、「屋内の受動喫煙を認めてしまった」、これは本末転倒です。ましてや、サードハンド・スモーキング（残留タバコ煙曝露）にいたっては、意味のあるエビデンスはほとんどない。

岩永　サードハンド・スモーキングというのは、「ここでタバコを吸いました→部屋から出ました→ほかの人が入ってきました」というやつですね。

路上喫煙禁止条例　千代田区や品川区等の一部の市区町村では指定区域内の公道等での路上喫煙を禁止し、違反者には過料を設けている。

岩田　もちろんタバコのにおいが気に入らないとする感情的な嫌煙家はいると思うのですが、それをいうのであれば、酒のにおいだって「嫌い」な人はいるわけで、「じゃぁ、何で飲酒は許されるのに、喫煙はダメなんだ」って話に戻ります。結局あの議論は自分のエゴイスティックな嗜好を周りに押し付けているに過ぎない。

岩永　それは違うと思いますよ。岩田先生の隣で、私が酒を飲んでいたとしても、先生の健康には何も害はないと思います。

岩田　でも酒臭いかもしれないじゃないですか。暴れだすかもしれない。

岩永　それはちょっと、確かに迷惑かもしれない…（笑）。

強制力が働いたマナーは、マナーではない

岩田　要はタバコの被害っていうのは、本人が吸うにしても受動喫煙にしても、「毎日」「コンスタントに」「アキュミュレーティブ（累積的）に」「何年も」やった結果の健康被害なんです。そういう環境から外れて、**スポラディック**な現象とし

スポラディック（sporadic）（物事の発生頻度が）散発的な、ときどき起こることの意。

て、今日の晩ごはんを食べているときに隣に喫煙者がいて2時間過ごしたとしても、健康被害なんてほとんどない。それが事実です。これをもし否定したいというならば、それは科学で否定しているのではなくて、観念で否定しているのです。

岩永　う〜ん。2時間だけならそうかもしれませんが、そんな店ばかりで、しょっちゅう食事をしなければならないとしたら、累積していきますね。

岩田　健康を重視して受動喫煙の問題を語りたいのなら、科学で扱うべき問題でして、「快・不快」を問題の根拠にしてはいけません。「カレーのにおいは嫌だ」という人もいるかもしれないのに、なぜカレーは許されて、タバコは許されないのか、原理的に考えると根拠はどこにもないのです。

岩永　タバコを吸わない店も増えてきましたけど、喫煙可の店は誰かしらひっきりなしにタバコを吸っていて煙が蔓延していますよね。2時間どころではなく、常にです。

岩田　店でタバコを吸ってはいけない最大の理由は、従業員の問題です。客はあんまり関係ない。従業員の健康を守るために禁煙にする。もっといえば、喫煙者だけをエンプロイ（雇用する）して、タバコを提供するタバコ専門飲食店があっても別に構わないですよ。雇用条件が強制でなく、ボランタリー（自発的なもの）であればOKです。これも「選択の問題」と「健康の問題」で、タバコを吸いたいという人のタバコを吸う自由、つまり健康を損なっても構わないと思う人であれば、「勝手にやってください」なんです。でも、タバコの健康被害に遭いたくない人を、その被害に遭わすのはやめてください、と。

岩永　それはわかります。でも、店で2時間受動喫煙しても健康被害がないと言い切れるものなのでしょうか…。

岩田　タバコを2時間共有したからといって、健康被害があるというデータがないのです。年単位の毎日のコンスタントな受動喫煙に対する喘息とか、心筋梗塞とか、肺がんのデータはあります。科学者は存在するデータについては対策を立てるけど、存在しないデータを根拠に行政が何かを個人に対して介入をかけるっていうのは間違いですね。

岩永　ただ、毎日曝露していないにしても、例えば、週に2～3回受動喫煙に曝露している場合、体に悪いだろうという推測は成り立つわけです。

岩田　もちろんです。ここでも量と時間の観念は大事です。ですから、週に2、3回コンスタントに長年受動喫煙があれば、健康被害は当然生じると推察できます。曝露は多ければ多いほど被害は大きく、小さければ、応分に被害は小さくなる。そして、あるレベル以下であれば、ほとんど無視できるレベルになる。もちろん、どの辺だったら無視してよいかは、**個人の価値観の問題**でもありますが。

これは福島原発の健康問題でも同じ論理で議論できます。ほんのわずかな放射線でも、微量でも曝露すれば健康被害があると推測しても、実際のエビデンスを見ると「それほどでもない」、もしくは「そんなエビデンスは存在しない」かのどちらかなのです。よって、これも程度問題。つまり、どれくらいの曝露を受けているかというエフェクト・サイズの議論は大事で、「放射線＝全部ダメ」じゃなくて「どれくらいの放射線か」、「タバコ＝全部ダメ」じゃなくて「どれくらいの受動喫煙か」っていうアクチュアル・サイズを常に見ることがリテラシーを高める根本なんです。

そこを無視するのでしたら、その人は科学の話をしているんじゃなくて、好みの話をしているんです。「自分はタバコを吸う人と一緒にいたくない」と思うのは個人の自由です。ですが、政府がそれを強制すべきとか言い出すと、民主主義とかけ離れて、「ある一部の人の好みによって、全体的にアプライ（適用する）させる」わけで、非民主的な意思決定といわざるをえないですね。それは、科学の話をしているのじゃなくて、全体主義的なプロパガンダの話をしているのです。

岩永　逆に、どこまでなら受動喫煙は健康に害がないという線引きも検討されないまま、健康に問題ないと断じるのもどうかと思います。飲食店で受動喫煙を禁ずることはやりすぎとお考えですか？

岩田　そんなことは言ってません。屋内での受動喫煙は従業員に対する健康リスクはめっちゃ高いんで、全部禁止すべきで、その代わり路上喫煙をＯＫにすれば、少なくとも健康問題は解消します。けれども人間社会には「快・不快の問題」は残ります。だって、「こいつの顔は気持ち悪い」「生理的に許せない」とか平気でいう人がいるじゃないですか…。

岩永　そこはマナーの問題ですね。

岩田　マナーの問題も大事です。だけど、それは科学の問題ではない問題として扱うべきです。では、マナーの問題を行政が強制すべきか否かというのは当然議論すべき問題です。でもマナーを強制すると、アドバース・リアクション（副作用）も大きいですよ。そして、強制力が働いたマナーというのは、もうすでにマナーじゃなくなります。

正味のベネフィットとリスクを比べる

岩田　喫煙も放射線の話もエフェクト・サイズはすごく大事で、健康本も同じです。１４０頁にあるシナモンが体にいいという話もそれに還元すると、「シナモンを毎日摂る場合」と「たまに摂る場合」では健康への影響が異なります。マーガリンもたまに食べるぶんにはほとんど健康被害はないです。一般論として、エフェクト・サイズが小さくなればなるほど、健康の利益、あるいは不利益も目減りしていくからです。

また、２１４頁には、**「がんは免疫力の低下によって引き起こされる病気の典型です」**とありますが、「免疫力が低下するとダメ」で、「免疫力を回復するにはこうしたらいい」として、**「砂糖をはじめ、添加物、農薬など「以前はなかった不**

自然なもの」を口に入れることに、本気でストップをかけないといけません」と締めくくっています。この辺がもうすでに怪しいというか、「免疫力の低下」とか、「免疫システムを壊す」みたいなワードを用いている時点で、ダメの典型のような話になります。

岩永　229頁に「**リッキーガットシンドローム**」の記述がありますね。病気としてはあるのですか…？

岩田　人工甘味料が健康にはそんなによくないというのは事実です。だけど、これもたまに摂るぶんにはどうってことはないです。あと二次的な問題というのがあって、これはアメリカによくあるのですが、ダイエットコークなら許せるというので、その勢いでピザ2枚も許しちゃうとか…（笑）。

岩永　こちらを我慢しているから、こちらは許しちゃうんですね。万年ダイエッターとしてよくわかります（笑）。

岩田　そう、ダイエット失敗のよくあるパターンですね。

岩永　体の冷えを取ると健康になるという論旨が、この手の本にはよくあって、「冷え取り教」ってよく言われますけど、249頁にも「**体を温めるのが免疫力**

リッキーガットシンドローム　リッキーガット症候群は、腸管内の腸管フローラの乱れや食べ物に含まれる添加物や合成保存料、農薬などの「炎症を起こす物質」が原因で起こると言われる。腸の粘膜に穴が空き、異物（菌・ウイルス・タンパク質）が血中に漏れだす状態にある腸のことを指す。

維持の基本」として、「**体温が下がれば免疫力が落ち、がんを含め、あらゆる病気にかかりやすくなります**」とありますね。

岩田　例えば、低体温療法というのがあるんですけど、脳卒中のときに体温を下げると生存率が高まるのですが、そのぶん感染症にかかりやすくなるというトレードオフがあるので、感染対策が必要です。でもこの療法は人工的に体温を数度下げるという過激な処置でして、通常は人間の体温はそんなに変わらない。急に体温が32度になったりはせず、恒常性の中で体温は35～37度ぐらいに保たれていて、極端に上がったり下がったりはしません。インフルエンザになって39～40度の熱が出るくらいですが、これも一過性のもので、**ネット（net）**で見るとそんなに変わっていません。また、睡眠の質を高めるために、体温というのは大事な要素ですね。

リスクのない人が検診をやると、失うものも多い

岩永　あともう一つ、266頁の「**徹底的な健康チェック**」の記述で、過剰とも

ネット（net）　正味の意。

思える検診を推奨しています。

岩田　ここの記述はまったくナンセンスですね。「**便の潜血検査で血液が混ざるようなら、大腸がんは相当進行しています**」って、「これ、誰が言ったの、そんなこと…!?」という感じです。便潜血は大腸がんスクリーニングとして一番質の高いエビデンスのある方法です。ということは、便潜血陽性の段階で初期の大腸がんを見つければ治癒のチャンスが高いということを意味しています。質の高いスクリーニングとは、病気を見つけるか否かではなく、見つけて治療のチャンス、治療の利益がどのくらいあるか、によって吟味されますから。

それから「**胸部と腹部のCT検査を受ける**」、これは余計な放射線曝露になりますね。肺がんのリスクが高い人は肺のCTは役に立つし、腹部の画像は大動脈瘤を見つける利益はあります。だから、ある程度高齢の喫煙者…、つまり肺がんや大動脈瘤のリスクが高い人には有用ですが、過度の一般化は危うくて誰でも彼でもCTを撮れば、放射線曝露による健康被害のリスクのほうが大きくなるでしょう。脳のMRI検査もほとんどの人には役に立たなくて、よくある脳ドックとかも自己満足のレベルにすぎないです。というか、医療機関の懐が潤うという意味でしか役に立ちません。

岩永　社会的ステイタスの高い人ほど人間ドックを受ける傾向があると思うのですが、健康に寄与するのですか？　過剰診断や過剰治療に繋がらないか心配です。

岩田　脳ドックとかで動脈瘤が見つかるじゃないですか。動脈瘤が見つかると、それをクリップで止めるべきか、放置しておいても何も起きないのか、それは予見できません。でも、見つけちゃうと、治療しなきゃいけないって感じになる。

岩永　そうですね。

岩田　でも、じつのところそうした医療行為そのものが合併症によって、死亡リスクを高めてしまうかもしれない。例えば、カテーテル治療とかの合併症で出血や感染症が生じてしまったり。僕なんかはそうした事例をよく診ますけど、「脳ドック→手術してしまったがために感染症になる…」なんて本末転倒かもしれません。

前立腺がんスクリーニングも同じです。「前立腺がんの**PSA**を測る→PSA陽性になった→**バイオプシー**をする」という流れの中で、バイオプシーで尿道を傷つけてしまって、インポテンツになったりとか、排尿障害を起こしたりし

PSA　prostate specific antigen（前立腺特異抗原）の略。主として前立腺から精液中に分泌されるタンパク質の一種。

バイオプシー（biopsy）　生体組織採取検査。身体組織の一部を切除し、顕微鏡で病理組織学的に検査する。

て、ものすごいQOLが下がったりします。前立腺がんは進行がゆっくりなので、ほっといても問題なしの場合もありますね。また、前立腺炎とかほかの病気でもPSAは上がるので、最初からがんでなかったなんてこともあります。検査したがためにドツボにはまるってことがあって、乳がんもそうですね。がんのスクリーニングっていうのは、スクリーニングすることによって得られるネット（正味）の効果と不利益を勘案して、どっちがベターかを見なければいけません。でも、これが結構難しくて、ベネフィットがクリアに確定したがんのスクリーニングって、片手で数えるほどしかありません。

岩永　例えば…？

岩田　（一定の方々への）大腸がんとか、肺がんとか、子宮頸がんとか。一方、膵臓がんとか、よく検査の方法が新しく開発されたり、**TEDで子供が開発した**とか…、あれなんかもうすごい怪しい話で…（笑）。じつはあの研究については査読された論文もないんです（岩田が確認した時点で）。子供が開発したっていう物語だけが突出していて、アメリカもその辺は結構いい加減なんです。日本だと、『**ためしてガッテン**』。あれがまた非常に罪つくりな番組で…。「○○が見つ

TEDで子供が開発した　Jack Andraka（1997年生まれ）。13年にTEDにおいて「A promising test for pancreatic cancer ... from a teenager」というタイトルで発表した（https://www.ted.com/speakers/jack_andraka?language=ja）。

『**ためしてガッテン**』3章、125頁の脚注参照。

かると、○○○になる」みたいな余計なことを言って、翌日の病院外来は大忙しです。立川志の輔は大好きですけど、あの番組は大嫌い。非常に迷惑！「探せば見つかる、見つかればいいことがある」という一種の「探す主義」は結構間違っています。

岩永　岩田先生は人間ドックに行くのですか。

岩田　僕は、行きません。50歳を過ぎたら大腸がんの内視鏡検診は受けようとは思っています。年齢というリスク要因も大事です。逆に、リスクのない人に検診をやると、失うもののほうが多くなるので。やったほうがいい検診とやらないほうがいい検診はあります。あとグレーゾーン、どっちがいいかわからない検診。乳がん検診はまさにそうで、あれで失うものは結構あるのです。

乳がん検診は前立腺がん検診同様、長い間の論争になっており、今ももめています。ということは、本質的に難しい問題だってことです。なぜかというと、乳がんをできるだけ見つけようと思えば、対象範囲を広げればよいのです。しかし、若い女性に検診をすると誤診をしやすいのです。若い女性は乳腺が発達しているため画像検査でがんと間違えやすいのです。調べ過ぎは誤診と無駄な治療、患者に対する不要な不安を煽ることになります。マンモグラフィが痛くて不快だ、という問題もあるようです（僕はやったことないのでわかりませんが）。

いずれにしても、乳がん検診が竹で割ったように「この年令より上の女性にはやるべし」と決めつけられないのはそのためです。最近は、シェアド・デシジョン・メイキングという言葉が流行っています。デシジョン・メイキング、意思決定を医療者と患者でシェアするってことです。なにが正しいとか、何が間違っているとか決めつけずに。酒のところ（7章）で述べるように、酒を飲まないで数年伸ばせる命があるかもしれない。でも、その伸ばす命と飲酒の楽しみのどちらがより価値があるかは、医療者が一意的に決めることではないのです。「価値」とは個別性があり、価値を他者が勝手に規定してはいけないからです。だから、「一緒に決めましょうね」ということです。

乳がん検診にはメリットもデメリットもあります。その情報を共有して、どっちにしようか考えましょうねっていうのが大事なんです。

岩永　健康認識が高ければ高いほど、自分を追い込んでしまって、不健康になってしまうこともあるのでしょうね。

7章：嗜好と常習性を逆手にとった健康法

浅部伸一監修、葉石かおり著・『酒好き医師が教える 最高の飲み方 太らない、翌日に残らない、病気にならない』

対談時メモ

　酒，タバコ，ジャンクフードなど，人の嗜好と常習性が「アンチ健康」の要因かもしれないが，「それでもやめられないのが、人の常」．それを逆手にとって快楽と常習性と上手に付き合う方法を紹介するのも，健康本の役割と言える．本書は酒ジャーナリストの葉石かおり氏が25人の医師等に取材し，「カラダにいい飲み方」を明文化．酒は「毒」なのか，「薬」なのか，シニアワインエキスパートでもある岩田医師の見解をお聞きした．しかし対談は，またしてもあらぬ方向に….

アルコールは体に悪いドラッグ、この認識を持つべし

岩田　**今年出たデータ**で、お酒は今まで指摘されていたのとは別にポーションが少なく（分量が少ない）ても、死亡率が上がると発表されました。ただ、そんなことは前から想像されていたことで、実際にはエフェクト・サイズが小さくて、週100～200グラムくらいのアルコール摂取で失う余命はざっくり6カ月、200～350グラムくらいの飲酒で失う命はざっくり4、5年です。仮に、

今年出たデータ

・Wood AM, et al. Risk thresholds for alcohol consumption: combined analysis of individual-participant data for 599 912 current drinkers in 83 prospective studies. Lancet 2018; 391: 1513-23.

90歳の寿命を85歳でよしとして、お酒を飲みたいというのであれば、それは個人の判断の問題です。その5年間が短くなるのを許せないとする人は、やっぱり飲むのを止めたほうがいい。いずれにしても、お酒というのはかなり体に悪いというのは知られているのですが、日本ではすごく過小評価されています。特に医療者とメディアで、その傾向が強い。

岩永 アハハ…(笑)。すみません。酒飲みばかりなんで。

岩田 日本の政治家はタバコのリスクを過小評価しますが、酒に関してもやはり過小評価しており、非常に甘い。そういう人たちが、例えば喫煙者を難詰しているのを見ると、「お前、ちゃんと仕事しろよ」とつい思ってしまいます。もし個人の嗜好の自由を最優先させるのだったら、「何もかも責めるな」と申し上げたい。僕、じつをいうと、大麻ＯＫ派なんです。

岩永 おお！ ただ確かに、タバコよりは害がないんじゃないかという議論はよくなされますね。厚労省はゲートウェイドラッグだからと解禁に反対していますが。

岩田 カナダでは合法化されましたし、しかもレクリエーションの大麻。メディカル・ユースじゃなくて。

岩永 チョコレートとか、ガムにも入っていますよね。

「それはそれ、これはこれ」のオランダの合理主義

岩田 オランダは昔から大麻が合法化されています。オランダのものの考え方が昔から好きなんですよね。非常に合理的で、よく考えていて、プラス・マイナスをチェックしているし、売春も合法化されています。そのことによって、性感染症とか妊娠、性に関わるリスクを減らすことを目指していて、要するに「非合法の売春が放置されている状態よりも、合法化したほうがベターだろう」という発想です（ただし、**オランダではHＩV感染などは減らしている一方、梅毒などの性感染症は増加**している）。

岩永 すごく合理的ですね。そのほうが当事者の検査のハードルは下がりそうですね。倫理的に非難されないわけですから。

岩田 売春婦については、性感染症の検査もきちっとして、感染リスクを減ら

オランダではHＩV感染などは減らしている一方、梅毒などの性感染症は増加
・Sexually transmitted infections rising fast in Netherlands; HIV positive diagnoses decrease | NL Times (https://nltimes.nl/2017/06/23/sexually-transmitted-infections-rising-fast-netherlands-hiv-positive-diagnoses-decrease:Accessed on Feb 7 2019).

し、あとは個人の自由意思に委ねるわけです。つまり、あるモダリティ（様相）について、国が善とか悪とかの判断をしないってことですよ。

岩永 なるほど。

岩田 国家はデータの良し悪しは判断できるんです、これは健康にいいとか悪いとか。だけど、売春がいいか悪いかというのは、国が判断することではなくて、個人が判断するものです。容認されないのは相手の意思に逆らった行為、つまり強姦。レイプはよくない。しかし互いが合意のうえであれば、お金を払ってセックスするのは、あくまで売買取引なのです、オランダ的には。

岩永 う〜ん…。女性としては、自由意思以外の力も働いていそうな側面がわりきれません。

岩田 でも、強制的な裏の売春、今の日本で行われているように経済的に貧しい女性が、いやいやアダルトビデオに出演させられたりとか、性のサービスを非合法でやらされたりするのは絶対よくない。一方、国が認めた合法的やり方で、自分の自由意思でお金を稼ぐために性を売るのは、「別にインフォームドコンセントが取れているからいいじゃないか」というのがオランダ人の考え方です。日本人は「そんな考え方は許せねぇ」と思うかもしれないけど、「あなたがそれを許さないのは勝手だけど、許す人がいてもいいんじゃないの…？」というのが、まさに価値の多様性を認めるオランダ人のおもしろいところです。

岩永　それは、言えると思います。

岩田　自分の価値観と他人の価値観はそもそも違っているのが「当たり前」というスタンスが徹底しているんですよ。でも、それができないのが日本人。「俺の価値観は、みんなで共有すべきだ」というのがあまりにも多くて、**ＬＧＢＴの問題**なんて、まさにそれです。

岩永　確かに、同調圧力とかありますね。

岩田　同調圧力が激しくて、「あなたも私と一緒じゃないと許せない」という人が非常に多いですね。「それはそれ」「これはこれ」っていう発想ができない。ちなみに僕は同調圧力とか、大っ嫌いなんです。

岩永　それ、よ～く、わかります～（笑）。

ＬＧＢＴの問題　レズビアン（Lesbian 女性同性愛者）・ゲイ（Gay 男性同性愛者）・バイセクシャル（Bisexual 両性愛者）・トランスジェンダー（Transgender 性別越境者、身体の性と心の性が一致しない人）の総称。ＬＧＢＴの婚姻を認める国やパートナー制度を認める自治体も見られる中、自民党の杉田水脈衆院議員が月刊誌で「ＬＧＢＴに生産性なし」と主張した論文をめぐり、社会問題となった。

ハングオーバーを治す方法は実証されていないが、そのこともちゃんと書いてある

岩田　この本は、結論からいうと、結構いい本です。タイトルを見た瞬間、「ヤバい本だな」と思ったんです。こういう「最高の飲み方」とか、タイトルが煽っている時点でヤバいし、要は「売れればいいんだろ」みたいな「お酒万歳！」の本かなと思ったら、じつは書いてあることはまっとうで、「飲み過ぎはよくない」と。

岩永　そうそう。耳に痛いけれども、根拠を示しながら納得する書き方で書かれています。

岩田　二日酔いにならない方法も特になくて、「食べ物を一緒に食べるといい」とかいっても、結局は「飲む量を減らすしかない」と明確に書いてあります。二日酔いのことを英語でハングオーバー（hangover）と言うのですが、ハングオーバーを治す科学的に証明された方法はないんですよ。

岩永　そうなんですか…。水をひたすら飲むと和らぐ気がしますが。

岩田　アルコール血中濃度をある程度下げる方法、例えば、牛乳を飲むとかはあるのですが、それで二日酔いが減ったと実証されたデータは全然なくて、二日酔いに効く薬ってあるじゃないですか。「ウコンの力」とか、漢方薬の黄連解毒湯とか、五苓散とか、あれも実証研究は全然ない。僕、漢方使いなんで、昔から研究したいなって思っていたんですよ。スタディに参加しません？

岩永　アハハ！　ぜひお願いします。

岩田　要は「飲むのを減らすか」「飲まないか」のどっちかしかないっていう、すごくシンプルな答えでして。それがちゃんと明記されているのですね。ちょっと軽薄な文章かなと思いますが、内容はわりと妥当です。

岩永　この本がいいのは、酒飲みの人が、酒を減らさなくちゃ、結局は長く飲み続けられないんだという視点で書いてあることです。とても入っていきやすい。私、酒飲みですから、末永く酒は減らしたくないですが（笑）。「わかってはいるけどやめられない」っていう系統ですよね、生活習慣病って。

岩田　そのとおりです。

岩永　エビデンスもきちんと引用されていますよね。

岩田　ええ。酒の影響っていうのはたくさんあって、生死の問題はもちろん、二日酔い、食道がんなどのがんの話題。あと、糖尿病の問題、肝臓の問題、それからうつ病の問題。依存症の問題もあり、いろんな科にわたる多様な問題があって、そういったところもほぼ網羅していて、かなりいい感じで書いてあると思います。飛行機での飲酒の記述も正しいです。

岩永　118頁に「**(飛行機内では) 飲まないことをお勧めします**」とありますが、がっくりですよ。

岩田　はい、飲んじゃダメなんです。

レスベラトロール万歳の論文はほとんど偽物

岩田　ただ、まずいところが、いくつかあって、6章の「**飲んでよかった！　酒の健康パワー**」(189頁) です。

岩永　6章の記述は、利益相反がありそうですね。

岩田　ここは論拠が弱いですね。例えば、焼酎の成分には血栓を予防する酵素を分泌・活性させる効果があるというところ。まさに、例の「成分主義」でして、「○○という成分が入っているからいい」みたいなロジック、これは全然実証されてないですね。僕ら医師はものすごくたくさん血栓溶解をしているので、脳が詰まったとか。そもそも論として、脳卒中時の症状は焼酎なんかで代替できるものではなく、まったく観念論です。焼酎を飲んで、脳卒中が治るのだったら、みんな飲んでいますよ。

岩永　逆に、飲んだら危険ですよね。

岩田　成分主義とイエス・ノー主義、つまり、成分「入っている」「入っていない」という議論をしてしまっています。血液中にt-PAやウロキナーゼが「どれくらい入っているのか」「入っていたら、どうなるのか」というエビデンスが記載されていないので、この辺の記述は甘いですね。

岩永　気になったのが、山梨大学大学院・ワイン科学研究センター（「**赤ワインはなぜ健康にいいのか？**」）や酒蔵の福光屋の店舗事業部責任者（「**日本酒は酔える化粧水？　アミノ酸が肌にいい！**」）のお話、キリン（ビール）R＆D本部健康技術研究所の人（「**良薬は口に苦し!?　ビールの苦みで認知症予防に**」）がビールの苦みの成分を言っていたりと、この辺は利益相反がありそうだと疑ってしまいます。

岩田　そもそも山梨大学大学院・ワイン科学研究センターはワインを造る専門家であって、健康の専門家ではないので、健康吟味については専門性がない、あるいは乏しいと考えるべきです。フレンチパラドックスも伝聞にすぎなくて、赤ワインがその理由なのかもよくわかっていません。それからポリフェノールがいいというのも、これは**今度出す本**ですけど、それはあくまで理屈であって、「本当にポリフェノールがいい」という実証はあまりされていなくて、プラス・マイナスでいうと必ずしも赤ワインで健康になれるということではありません。ただ、ある程度少量を飲んだら、赤ワインは健康に対するポジティブ効果があるということは、多少は言われています。それと果実の皮に含まれる抗酸化作用のあるポリフェノールの一種のレスベラトロール、これも怪しくてですね、健康効果はほとんど実証されていません。このレスベラトロールの専門家の方は、じつはねつ造論文を書きまくっているんです…（笑）。

岩永　えっ、そうなんですか…。

今度出す本　6章、177頁の脚注参照。

岩田　「レスベラトロール万歳の論文はほとんど偽物である！」という、東京医大も真っ青の事実があることが、あとで判明するんですね。
ここで、レスベラトロールについては**拙著**を引用しますね。

拙著　6章、177頁の脚注参照。

レスベラトロールの問題

赤ワインの健康促進作用の原因とされ、注目されてきたレスベラトロール。しかし、近年、このレスベラトロールの健康促進作用に重大な疑惑が浮かび上がってきた。これは、レスベラトロール研究の権威とされていたコネチカット大学のディパック・ダス医師に研究不正疑惑が生じたからだ。
ダスは1947年インドに生まれた研究者だ。80年代からコネチカット大学で職を得て、ワイン、特にレスベラトロールが健康によいという研究を重ねてきた。500以上の論文を執筆し、そのうち100以上がレスベラトロールに関するものだった。そして、レスベラトロールの健康への寄与を示すデータをどんどん積み上げていったのだ。しかし、２０１１年になってダスの論文データの誤謬、そして捏造が１４５件にわたって見つかった。

タンパク質の電気泳動写真（ウェスタン・ブロット）が不正に加工されるなど、**かなり悪どい不正**が重ねられていた。ダスは批判を受けて自身のおよそ20の論文を**撤回（retraction）する**。２０１２年にダスはコネチカット大学を解雇された。ダスはこれを不当とし、名誉毀損の訴訟を起こした（研究不正を指摘されると名誉毀損で訴訟になる。よくある話だ）。しかし、２０１３年にダスが死亡し、この訴訟も終了となる。人の健康を（間違ったやり方で）追求していたダスだったが、彼自身は存外、短命だった。

さて、レスベラトロールは健康によいのか？　ぼくはかなり懐疑的だ。

例えば、動物実験でレスベラトロールを投与して寿命が延びたという研究がある。しかし、レスベラトロールは赤ワイン1リットルにわずか１・５〜３mgしか入っていない。人間がこの動物実験と同じ量のレスベラトロールをワインから摂取しようとすると、毎日**１０００リットルのワイン**を飲み続けなければいけない計算になる。無茶な想定ではなかろうか。

かなり悪どい不正

・12 RJCNJ, 2012, Am 9: 50. Red wine researcher Dr. Dipak K. Das published fake data: UConn Internet (http://www.cbsnews.com/news/red-wine-researcher-dr-dipak-k-das-published-fake-data-uconn:Accessed on Oct 25 2016).

撤回（retraction）する

・Late resveratrol researcher Dipak Das up to 20 retractions Internet. Retraction Watch. 2014 (http://retractionwatch.com/2014/03/27/late-resveratrol-researcher-dipak-das-up-to-20-retractions:Accessed on Oct 25 2016).

サプリメントとしてレスベラトロールの錠剤も現在売られている。しかし、その効果も安全性も十分に検証されていない。このような商品には手を出さないほうがよいと思う。同様に、ポリフェノールの錠剤などもよくネットで販売されたり、患者さんが持っているのを目にするが、こういった抽出物が健康によいという臨床データはほとんどなく、かえって毒性が強くなっている場合もある。たくさん入っていればよいというものではないのだ（アルカリ性食品やビタミンの議論を思い出してほしい）。

砂糖と果物、果物と果物ジュースは違う。当然、同じ根拠でワインとレスベラトロールも違う。ワインが健康によい（かも）というデータは本書で紹介しているが、レスベラトロールのサプリメントについてはそんなデータはほとんどない。メーカーの宣伝文句はまったくあてにならない。ネットで情報を得るのならば、製造者「以外の」第三者の評価を見るのが一番だ。

特定保健用食品は消費者庁が許可した健康によい（かもしれない）食品を認定したものだ。しかし、この中で病気の予防効果が示されているのはカルシウムと葉酸のみであった。あとはみな比較的緩い基準で「健康に役に立つ可能

1000リットルのワイン

・Baur JA et al. Resveratrol improves health and survival of mice on a high-calorie diet. Nature. 2006 Nov 16;444 (7117):337-42.

性がある」にすぎない。米国でもフラボノイドの錠剤が売っていたりするが、高血圧や肝機能障害などの副作用が見られることもあり、また妊婦には使用が認められていない。サプリメントとは決して安全とは限らないのだ。

また、ビタミンサプリメントも一般には健康に寄与しないことから、現在では万人には勧められていない。バランスのとれた食事を取っていれば十分量のビタミンは得られるし、ビタミンAのような脂溶性のビタミンは取りすぎると健康に有害ですらある。ビタミンCのような水溶性ビタミンでも取りすぎると腎結石などのリスクを増やす。この話はすでにした。ビタミンCなどの「抗酸化作用」を持つビタミンは老化やがんの予防に役に立つと言われてきたが、**これまでの研究**は総じてそういう効果には否定的だ。机上の理論が本当かどうかの保証はないのだ。ビタミンEなどはむしろ前立腺がんのリスクを増やしてしまうのでは、という**皮肉な結果**が出ている。抗酸化作用があれば健康に良い、というのは単純に過ぎる議論である。

というわけで、ワインに含まれるレスベラトロールは健康に寄与していない可能性が高い。レスベラトロールのサプリメントも現段階では飲むのはお

これまでの研究

・Coulter ID et al. Antioxidants vitamin C and vitamin e for the prevention and treatment of cancer. J Gen Intern Med. 2006 Jul;21 (7): 735-44.

・Sesso HD et al. Vitamins E and C in the prevention of cardiovascular disease in men: the Physicians' Health Study II randomized controlled trial. JAMA. 2008 Nov 12;300 (18):2123-33.

皮肉な結果

・Klein EA et al. Vitamin E and the risk of prostate cancer: the Selenium and Vitamin E Cancer Prevention Trial (SELECT). JAMA. 2011 Oct 12;306

勧めしない。

＊出典：岩田健太郎（著）・石川雅之（絵）．ワインは毒か、薬か。朝日新聞出版．２０１９，１５４‐１５６より．

(14):1549-56.

岩永　２０４頁の「ワイン飲酒で死亡率とアルツハイマー病の発症率が下がった」というのは信じたかったですね。

岩田　冒頭で言及したアルコールを飲むと、どんな少ない量でも死亡率が高まるというスタディは、どのアルコールでという区別はしていなくて、ワインとビールとウイスキーを分けた研究はこれからです。その意味でいうと、「赤ワインが本当に健康に悪い」といえるかどうかというのは、今後の研究対象ですね。ですが、「皆さんがいうほど赤ワインで健康になれるわけではない」というのもまた事実で、これも度合いの問題です。

　同様に、日本酒を飲むと肌にいいみたいなのも、都市伝説にすぎないという気がしますし…。日本も世界もそうですが、お酒を飲む人ってタバコ吸いが多いので、例えば、秋田美人とかいいますけど、実際、酒を飲んでるのは男でして、タバコも吸っていて、肌荒れていますよ。それからビールの認知症予防なんていうのは、これ全然嘘でして、アミロイドβとかなんちゃらは、要はマウスの実験のデータを針小棒大に語っているだけで、6章はほとんどデタラメです。

岩永　ビールもダメですか…。認知症予防を言っている時点で怪しいとは感じていました。

岩田　最後にもう1点、書き手に悪意はないと思うのですが、30頁の「**肝硬変や肝がんによる死亡率を地域別に表示すると、西日本で高く、東日本で低い（西日本では男女とも焼酎の消費量が多く、東日本では清酒の消費量が多い）**」という記述は、相関関係と因果関係の区別ができていなくて、これは**津川先生**がよく指摘することです。肝疾患の死亡率は明らかに肝炎ウイルスが西日本に多いからで、完全に間違っていますよね。こういうのは、現象を見て「多い少ない」からだけでは、因果関係はつかめないという一般法則です。

津川先生　津川友介医師。UCLA内科学助教授（医師、医療政策学者）。ハーバード大学博士課程修了（PhD：医療政策学）。聖路加国際病院、世界銀行、ハーバード公衆衛生大学院を経て現職。著書に『「原因と結果」の経済学―データから真実を見抜く思考法』（ダイヤモンド社）、『世界一シンプルで科学的に証明された究極の食事』（東洋経済新報社）がある。ブログは『医療政策学×医療経済学』（healthpolicyhealthecon.com）。

ライターの本は必ず監修をつける

岩永　ただ、この本でいいなと思ったのは、監修者あとがきで、「**一方、飲酒が健康に良い、という点に関しては、細胞実験や少人数での研究結果が目立ち、その多くが「健康に良い可能性はある」が、まだ「議論のある」段階で、エビデンスレベルが「やや弱い」ことは否めない**」（２７７頁）ときちんと説明しているところです。

岩田　この本の一番よい点は監修をつけているところですね。監修を嫌がる人って、結構多くて、特に週刊誌が多い。僕が週刊誌の取材を受けたときに、「必ず記事をあとで読ませてください」といったら、「嫌だ」と編集者がいうのです。「嫌だ」って、おかしいでしょ。だって、専門家が読んでみて、「これ、内容間違っていますよ」っていうのは、本当に真実を伝えたいジャーナリストだったら、「先生、あとできちっと読んで、情報の間違いとかあったら教えてください」というのが誠実なジャーナリストじゃないですか。

岩永　それはちょっと違いますね。先生に取材した部分を事前に見せるのは許されているのですが、記事の全体を外部の人に事前に見せるのは、新聞社でも私の所属するネットメディアでも禁じられています。

岩田　それはおかしいですね。

岩永　私は、取材した方の部分はお見せするようにはしています。

岩田　でもホントは読ませるべきですよね。だって論文とかは全部校閲が入るし、監修も入るし、レビューも入るわけで、そのことによって内容のバリディティがチェックされます。ちなみに『**ニュートン**』は全部の内容について何回もチェックさせますよ。岩田健太郎のコメントだけじゃなくて、その前後の文脈から何から全部チェックして、「科学的な目で、専門家の目で見て、間違いがないかちゃんと調べてください」と言ってきます。ところが、『**週刊現代**』とか、『**週刊新潮**』とか、あの辺の雑誌は事前に「読ませません」です。つまり、「あなたのコメントをどう使うかっていうのは、おもしろおかしければいい」というスケベ心が出ているし、実際そんなふうに専門家のコメントを使っていて、しばしばわれわれの同僚を激怒させて、「こんなふうに使われるのだったら、取材なんかに応じるんじゃなかった」みたいな問題を起こしている。

『Newton（ニュートン）』　81年創刊のニュートンプレスの科学雑誌。初代編集長は竹内均。ページ全面に展開するイラスト・写真や、第一線の研究者に取材した正確でわかりやすいレポートが特長の日本の月刊科学雑誌。台湾版、韓国版、中国版も刊行される。

『週刊現代』　3章、97頁の脚注参照。

『週刊新潮』　56年創刊の新潮社の週刊誌。発行部数53万部。政治家や芸能人のスキャンダル、殺人事件などの社会事件も数多くとり上げる。攻撃的な記事から団体・個人から名誉毀損訴訟など数多くの訴訟を起こされている。

岩永　月刊誌はチェックを出すことが多いですかね。

岩田　廃刊になった『**新潮45**』も、ちゃんと全文チェックが入りました。

岩永　ただしジャーナリズムだと、事前のチェックが禁じられているんですよ。1人の医師のインタビューであればその医師には確認いただいてもいいかもしれませんが、複数の専門家に取材した場合は、互いに意見が異なる可能性もあります。都合のいいように修正を主張されたら客観性が保てません。批判記事の場合はなおさらです。

岩田　でもそれは、日本のジャーナリズムのインナー・ルールで、外的に見ると間違いですよ。『**ニューヨーク・タイムズ**』の取材を受けたことがありますが、全部見せてくれましたね。

岩永　私も、こういう医療系の専門性の高い記事に関してはご本人に取材した部分はチェックいただいたほうがいいので、見せるようにはしていますけど、例えば、事件系の記事とかは、取材相手によって内容が左右されちゃいけないとか、そういった検閲を嫌うというのがすごくあります。海外でも真っ当なメディアは、事前にチェックさせないところが多数だと思います。

『新潮45』　82年創刊の新潮社発行の月刊誌。18年休刊（事実上の廃刊）。生き甲斐と健康情報をテーマにし、文化人等の寄稿が多い。18年10月号で、LGBT問題の発端となった杉田水脈衆議院議員の寄稿を擁護する特集を組み、批判が集まった。

『ニューヨーク・タイムズ（The New York Times）』　序章、11頁の脚注参照。

岩田　ふつうに考えて、医者が医学的なコンテンツについて、その手の検閲なんかするわけないじゃないですか。仮に「そのコメントを外せ」と言われても、編集権は編集者にあるのだから「嫌です」と言えばいいだけの話です。それに記者は専門家ではなく、その分野において素人なのだから、ちゃんと書けているかなんて自信があるわけがありません。だから週刊誌の特集で、「健康にいいなんちゃらかんちゃら」って記事がよくありますけど、その多くがデタラメなんです。要は、抜き書きで、コメントの都合のいいところ、センセーショナルなところだけを抽出して、取材を受けた本人もあずかり知らぬような使い方をするわけです。しかもチェック機能が働かない。僕は必ず「見せてくれ」って言います。「見せないのなら、取材は受けません」と。

岩永　そうですよね。そういう先生もいらっしゃいます。

岩田　まぁ、それは置いといて、この本では論理学的なトリックの間違いもあって、細かい傷はあるのですが、タイトルが示唆するほど悪い本ではないです。ライターが健康本を書くときは、絶対に監修をつけたほうがいいです。

岩永　この本は**マンガ版**も出ているのですよ

マンガ版（葉石かおり（著），浅部伸一（監修）ほか）．マンガでわかる 酒好き医師が教える 最高の飲み方．日経BP社，2018）．

岩田　それは知りませんでした。

8章：50名の名医らが教える玉石混交（？）の健康法

ムーギー・キム著・『最強の健康法 病気にならない最先端科学編』『最強の健康法 ベスト・パフォーマンス編』

出典、監修者名は出しましょうよ、健康本の作法として

岩田　ムーギーさんの本は2冊ありますので、**『最強の健康法 病気にならない最先端科学編』**からにしましょうか。たぶんわりと売れている本だと…。

岩永　そのようですね。しかも著者が自信満々な感じです。

岩田　序章で説明した「本のストラクチャーの問題」、まず引用文献がないんですね。ムーギーさんも伝聞口調で、裏を取らずに、専門家が話していることをそ

『最強の健康法 病気にならない最先端科学編』（ムーギー・キム，SBクリエイティブ，2018）「本当に効果のある健康法とは？」と銘打ち、各分野の名医ら50名に最新の健康法（ファースト・オピニオン）を取材。さらに2名の医師をセカンドオピニオン・サードオピニオンを加えている点が本書の特徴。

対談時メモ

投資アナリストで，ビジネス書の国際的ベストセラー作家の著者が，2年にわたり世界中のビジネスパーソンの健康を調査する中，50名を超える名医・健康専門家にインタビューし，「誰でも簡単に深く理解できる1冊」を編纂．「名医ら50名（ファーストオピニオン）」＋「セカンドオピニオン」＋「サードオピニオン」のトリプルチェックによる監修が「最強の健康法」を保証するという．

ビタミン，恋愛，がん，セックスサイエンスなど，対談では意味深なワードが頻発．

のまま書いているだけで、本来だったら「それを根拠とする論文を出してくださ い」みたいなことを取材先の医師にツッコミを入れるべきなんですが…。

岩永　取材先は結構吟味されている先生方もいるなとは思ったのですが、首をかしげる人もいますね。

岩田　いい先生も選んでいるのですが、選び方が玉石混交でして…。

岩永　**中川先生**をセカンドオピニオンに、**堀江先生**をサードオピニオンに選んでいるのですが、どうしてこの先生にしたのかしら…？　専門が偏っているので、このお二人だったらすべての分野をカバーできるって思っているのが、まず不思議なんです。

岩田　本当に監修したのかどうか…。そもそも表紙に監修者名が入ってないじゃないですか。先程の『**酒好き医師が教える　最高の飲み方**』でしたら、監修として、**浅部先生**の名前が印字されています。でもこの本は監修者名がなく、ムーギー・キムさんの単著になっています。

岩永　カバーの袖にはお名前と略歴が印字されています。

岩田　われわれの業界では、監修と称して、「まえがき」だけ書いて…みたいな

中川先生　中川恵一医師（専門は放射線医学）。東京大学医学部附属病院放射線科准教授。厚生労働省がん対策推進企業アクション議長、文部科学省「がん教育」の在り方に関する検討会委員。『最強最高のがん知識』（海竜社）など著書多数。

堀江先生　堀江重郎医師（泌尿器一般、ロボット手術、男性医学等専門）。順天堂大学大学院医学研究科泌尿器外科学教授。日本抗加齢医学会理事長。米国医師免許を取得し、がん治療から男性医療まで幅広く研鑽を積む。男性医学やホルモン等の著書多数。

人がたくさんいてですね。ある領域の専門医、つまり中川先生と堀江先生が多領域に対して網羅的に専門的知識をアップデートしているというのは、そもそも難しいのですよね。プライマリ・ケアの先生ならカバーできるかもしれませんが。

岩永　略歴を見ると、中川先生が放射線科、がんのご専門。堀江先生が泌尿器科、ロボット手術、男性医学、米国医師免許も取得し、がん治療も研鑽されているそうです。堀江先生はなんども取材したことがありますが、泌尿器科や男性医学分野しかお聞きしたことはありません。

岩田　がんの専門家というのは心臓については習ったこともなければ、患者を診たこともない人がほとんどで、アメリカと違ってブロードな研修はちゃんと受けていないと思います。特に日本の場合、**初期研修が義務化**される前に医者になった人たちは、本当に自分の医局のことしか知らない人がほとんどです。ちゃんと本の内容を網羅的に吟味できているのかな…。仮に吟味したとしても、吟味をしたのならば、やっぱり文献というのはきちんと出すべきだと、僕は思います。

それと8頁に「**参画してくださった先生**」の名前が書いてありますが、そもそも「参画」というのがよくわからない。セカンドオピニオン、サードオピニオン

『酒好き医師が教える 最高の飲み方』(葉石かおり(著)，浅部伸一(監修)．日経 BP 社．2017)．酒好き医師が実践する「太らない」「翌日に残らない」「病気にならない」ための最高の飲み方を解説。マンガ版もある。

浅部先生　浅部伸一医師(肝臓専門医)。自治医科大学付属さいたま医療センター消化器内科元准教授。『酒好き医師が教える 最高の飲み方』を監修。

初期研修が義務化　2004年必修化された臨床研修制度(スーパーローテート方式)。医学部卒後2年間は内科・外科等の必修科目、選択必修科目の研修が義務付けられた。それ以前の臨床研修は努力

の意味もわからない。コトバの定義が曖昧だし、今は論文を書くときも「この人はどういうことをやったのか」をきちんと明記しなければいけないのですが、そうしないと**ギフトオーサーシップの問題**があるので、その辺もよくわからない。それで医師に聞いたことをムーギーさんが文筆しているので、セクションによって、コンテンツの良し悪しにムラがあるんです。

岩永　でも、その「参画者」の中には、すごく有名な先生もいらっしゃいますね。

岩田　有名なんだけど、臨床面では本当に妥当性が高いのかってクエスチョンマークがある人もいます、ほとんど基礎研究しかやってない人とか、あとメディアでは有名人だけど、臨床の領域ではちゃんとしているのか…。もちろん僕もすべての領域を網羅できる専門家ではないので、この本の内容の妥当性を全部申し上げることはできないですけど、少なくともその根拠となるものが示されていないというのは大きな問題で、「○○がいい」とか、「○○がよくない」とするときは、引用文献ぐらい出すべきだなと。この本はそういう意味では誠実味に欠けると思います。

規定であり、専攻した科目（医局）での研鑽がメーンであり、全人的な研修指導が必修化されていなかった。

参画してくださった先生　本書では、参画者（取材先）のことを「ファーストオピニオン」とし、そこに「セカンドオピニオン」「サードオピニオン」によるトリプルチェックを特徴の一つにしている。

ギフトオーサーシップの問題　科学論文の成立に直接貢献していない者が、あたかも「論文の共同執筆者」であるかのように名を連ねる（自身の名前を書き足す）という不正行為。

外国礼賛と日本礼賛はあまり信用しないほうがいい

岩永　特別寄稿として「**信じてはいけない!!　「10名のヤバ医者（ヤバすぎるヤブ医者）」の実態**」（233頁）が紹介されているのですが、その記述によると、「**ベストセラーをもつ、人当たりのいい医師**」はダメだそうですよ、岩田先生。

岩田　私、ベストセラーなんか書いてないですよ（笑）。

岩永　ここで紹介されているヤバ医者も取材先も、匿名なんですね。インタビューに答えているのか、寄稿なのか、よくわからない。

岩田　ここの記述は、「個別の事例なのか」「一般化できる法則なのか」が全然区別できていなくて、こういうヤバい医者がいましたよというケースです。例えば、メディアで有名だからといって、その医師が偉いとは限らないのですが、じゃあ、有名なことをダメな根拠にしていいのかといえば、それは別問題でして。その辺の妥当性の論理構造がしっかりしていない。「○○とは限らない」というのを一般化してしまうというのは、よくある間違いなんです。「**大手美容外科チェーンに要注意**」とかっていうのも、誰の話をしているのかわかるような・

わからないような話ですね。ただ、「なるほどな」と思ったのは、「**間違っている**からこそ、**有名になっていくヤバ医者たち**」っていうのは、よくあるパターンでして（笑）。

岩永　アハハ…（笑）。それは確かにそうですね。

岩田　「**治療のデメリットをきちんと説明してくれないヤバ医者に要注意**」というのもそのとおりだと思いますし、この辺は、多少は一般化できるものも入っていて、わりといいことを指摘しているなとは思います。だけれども玉石混交なのが問題ですし、質を担保する根拠を明示してないのも問題と思います。例えば、60頁のAGEsの話はまさに要素還元主義で、AGEsがあるからダメ」「血糖値を上げるからいけない」みたいなのは、ちょっと根拠不十分で、それで全部説明するというのは甘いですね。

岩永　**長尾先生**は在宅医療の先生なのに「**健康の面では、**『**いい腸**』**をもっている人物こそ、最高のリーダーなんです**」（110頁）としていますね。なんで別の領域に関してたくさんしゃべるのかなって思ったのですが…。

岩田　内容の妥当性については…よくわからないですね。ただ専門が違っていて

長尾先生　長尾和宏医師（長尾クリニック院長）。東京医科大学卒業。複数医師による年中無休の外来診療と24時間体制で在宅医療に従事。『病気の9割は歩くだけで治る！PART2』（山と渓谷社）、『病気を予防し、若さを保つ「最強のみそ汁」』（エイ出版編集部）等著書多数。

も、ちゃんと調べてあればいいんです。ちなみに腸内細菌がいろんな病気に関係していることが最近よく言われていて、精神疾患やがん、アレルギー疾患とか。だから腸内細菌はすごく注目はされていますが、「**日本人の「便」が世界最高峰？**」とか、誰も知らないし、そもそも何をもって世界最高峰とするのかがわからないので、この辺は「ニッポン、チャチャチャ」みたいな感じですかね。「ニッポン、チャチャチャ」な人ってだいたい信用できないことが多いんですけど、「外国だからいい」、その裏返しとしての「ニッポン、チャチャチャ」は、いずれも微妙だと思います。でも、**天野先生**の「心臓病」の話はだいたい妥当と思いますね。

岩永　天野先生のコメントですごく引っかかったのが、143頁の「**医師として本当に大切なことは、患者さんの命を救うこと・予後をよくすることであって、患者さんを満足させることではない**」と力説するところです。

岩田　天野先生的には、そうでしょうね。

岩永　手術さえ、うまけりゃいいみたいな…。

岩田　心臓外科の先生だったら、そうでしょうね。「患者を満足させても、手術

天野先生　天野篤医師（順天堂大学医学部附属順天堂医院院長）。日本大学医学部卒業。虚血性心疾患、弁膜症が専門で、心臓を動かしたまま行うオフポンプ手術の第一人者。執刀患者数は7500例以上。12年明仁上皇の狭心症冠動脈バイパス手術を執刀したことで有名。

は失敗しました」だとダメなんで。

岩永 でも、医療全体には言えないですよね。

岩田 それはそうです。天野先生は、たぶん「患者に寄り添っているけれど、手術で救えない」みたいな心臓外科医をたくさん見てきたんじゃないでしょうか。心臓の病気は「死ぬか・生きるか」系の病気が多いので、失敗すれば死ぬし、うまくいけば生きるし、「やっぱり死ぬか生きるかが大事」という非常にクリアカットな世界観ですね。僕らみたいな内科系医師のぐちゃぐちゃな世界観（死ななきゃいいというものでもない…）があまりないというのはあると思います。

観念でサイエンスを語るのは御法度

岩田 「**若さを保つ最強の健康習慣**」（257頁）のところですが、アンチエイジングと抗酸化、じつはこれもエビデンスが否定されています。ビタミンEとか、ビタミンCとかでアンチエイジングという話はサルのデータとかはあるんですが、人間のデータだとそれほど重要じゃなくて。もちろんビタミンは必須ですが、「ビタミンを摂ると、何かいいことがある」というのはほとんど否定されていて、今アメリカでは「**サプリメントとしてのビタミンは摂らなくていい**」という話になっています。

岩永　えぇ〜っ!?

岩田　要は、「必要である」ということと、「サプライすればいい」というのは同義ではないってことです。

岩永　よく言われるブロッコリーは「**ファイトケミカル**」が多いから体に良いという言説とかは、どうなんですか?

岩田　よくある演繹法で、机上の空論です。実証研究するとたいしたことはなくて、これもエフェクト・サイズが重要です。もちろん細胞レベルではエフェクトはあると思いますが、体全体ではあまり効果がない。あるいはほかの食品に相殺されてしまって、サプリメントの効果そのものはない。だからアメリカでは「サプリメントはいらない」とかなり強く言われています。演繹法でそのまま進めてしまうのは危険でして、必ず実証研究、だからやっぱりエビデンスが必要で、この記述は全然エビデンスがないですよね。要するに、データを示さずに「観念

サプリメントとしてのビタミンは摂らなくていい　Vitamin supplementation in disease prevention - UpToDate (https://www.uptodate.com/contents/vitamin-supplementation-in-disease-prevention?search=multivitamin&source=search_result&selectedTitle=2~149&usage_type=default&display_rank=1#H63268677. Accessed on Feb 7 2019).

ファイトケミカル (phytochemical)　植物が外敵から身を守るために作り出された成分のこと。ブロッコリーをはじめとするアブラナ科の野菜が、がんを予防するファイトケミカ

的にいい」から「いいんだ」みたいな感じになっています。もちろん、ビタミン欠乏症のある患者にビタミン補給は必須ですが、一般化してなにかのサプリメントが健康を維持したり高めたりするわけではない。

岩永　私が気になったのは、２７８頁の「**いくつになっても恋をしよう**」のイラストで、年寄りのじいさんに向かい合っているのが若いぴちぴちの女の人のイラストなんですよ。これって、男性向けの本なの…と思ってしまうわけです。

岩田　ま、僕が思うに、恋をするのは個人の勝手なんで、どうぞお好きにって感じです。ちなみに僕は、年をとっても恋をするのは大事とよく申し上げていますす。よく「年甲斐もなく」っていうコトバがあって、「色ボケ」とも言われますけど、「色ボケ」は全然結構でして、ほかのことでボケるよりは全然ましです。

岩永　それはいいのですが、週刊誌の男性の性の特集というと、年寄りのジイサンと若い女の人の絵が出てくるでしょ。腹立つわ〜と思って。

岩田　え、どうして。

岩永　ジイサンとバアサン同士の絵を描けばいいじゃないかと思うんです。

岩田　でもオバちゃんの雑誌でもやっぱり若い男の子とかになるじゃないです

ルの一種「スルフォラファン」を含んでいるとして消費量が伸びた。

か。うちの奥さんが美容院で読む雑誌に出てくる男の子だって、皆ジャニーズ系とか若いイケメンですよ。お互い様なんじゃないんですか…（笑）。

岩永　うん、そうか、そうか…（笑）。

岩田　一回だけ、リサーチとして『**an・an**』のセックス特集を買って読んだのですが、現実世界の話をしているのか、ヴァーチャルな話をしているのか、僕にはよくわかりませんでした。なんか妄想だけでつくっている記事みたいで、若いイケメンの男が半裸で微笑んでいました（笑）。

岩永　「セックスでホルモンがアップ」みたいなのって、よくありますもんね。

岩田　ちょっとは上がるかもしれないけど、「だから何…？」という感じです。セックス幻想はすごく多くて、逆に言うと、性に関するサイエンスがあまりないという事情があります。睡眠のサイエンスもまだ端緒にきたばかり、それから栄養のサイエンスも比較的歴史は浅くて、この辺は実際よくわからないんです。EBMができたのが１９９０年代で、その頃は薬のデータが出てきて、食べ物についても「エビデンスが必要だよね」と言いはじめたのは21世紀になってからなんです。われわれの生活習慣にかかわる運動や性、食べ物、ライフスタイル…、

『an・an（アンアン）』　マガジンハウス発行の女性週刊雑誌。定期的に「セックス特集」を組むことで有名。毎年、８月第１週号に「セックス特集」と呼ばれる女性週刊誌では珍しい「性行為」に関する特集を組む。その過激な内容に賛否両論もある。

こうしたものの科学的吟味でやってないことはたくさんあると思います。

岩永　そうですね。

岩田　だから皆、観念とか経験の理屈になってしまって好き勝手言ってしまっている。「私がそうだから、あなたもそうでしょ」っていう話に陥りがちなんです。

医療の本質は、二枚舌的ももやもや感

岩田　中川先生の書かれた１７６頁の「**特別寄稿**」、これは結構そのとおりで、一つは「がんは早期発見が大事」ということ、それから「感染症によるがんがあります」ということ、それから「ほかの要因でもがんが起きますよ」と。あと、「日本ではがんの死亡が非常に多くて、アメリカではがんの死亡が減っている」こともよく知られているファクトになります。標準治療が大事としているところも重要なメッセージですね。

岩永　ちょっと気になったのが、30代前半で亡くなれた元アナウンサーのお話です（１８０頁）。

岩田　僕もがんの専門家じゃないので、どこまで本当なのかわからないところもありますけども、おおむね妥当性は高いと思います。ただ、やっぱり治らないがんというのは結構あるので、「早期がんはだいたい治る」というのは、逆をいうと「進行がんはあまり治らない」ことの裏返しでもあるので、すでに述べたようにがん治療はまだまだ進歩が必要と思います。

岩永　そのときに「食事でどうこうする」というのをそんなに強調すべきかと思うのですが…。

岩田　がんは「かからない」か、「早期発見」が一番よくて、「がんになって放置」していたらヤバいことになる。ただ、がん検診のスクリーニングの功罪があって、なんでもかんでも早く見つければいいというものでもありません。すると、やっぱり予防が大事ということになり、予防できるものと予防できないものを吟味すると、「食べ物」「タバコ」「生活習慣」、この辺が一番わかりやすいし介入しやすいのです。

岩永　だけど、がんの原因として、そんなに食べ物が予防に寄与するのでしょうか?

岩田　相対的には高くないです。でももっというと、タバコもがん発症の寄与率ってそんなに高くないんですよ。タバコのエフェクト・サイズって、たしか**20%くらい**でしょ（図8・1）。生活習慣で予防できるがんが12%ぐらい。これも割り算ではなく、引き算でエフェクト・サイズを考えると、タバコで減らせるがんってそんなに多くないんです。ただし、日本では2人に1人はがんになると言われていますから、まぁ、仮にざっくり、1億2千万人のうち6千万人が（いずれは）がんになるとすると、10%でも600万人はすごい数です。サイズの大きい事

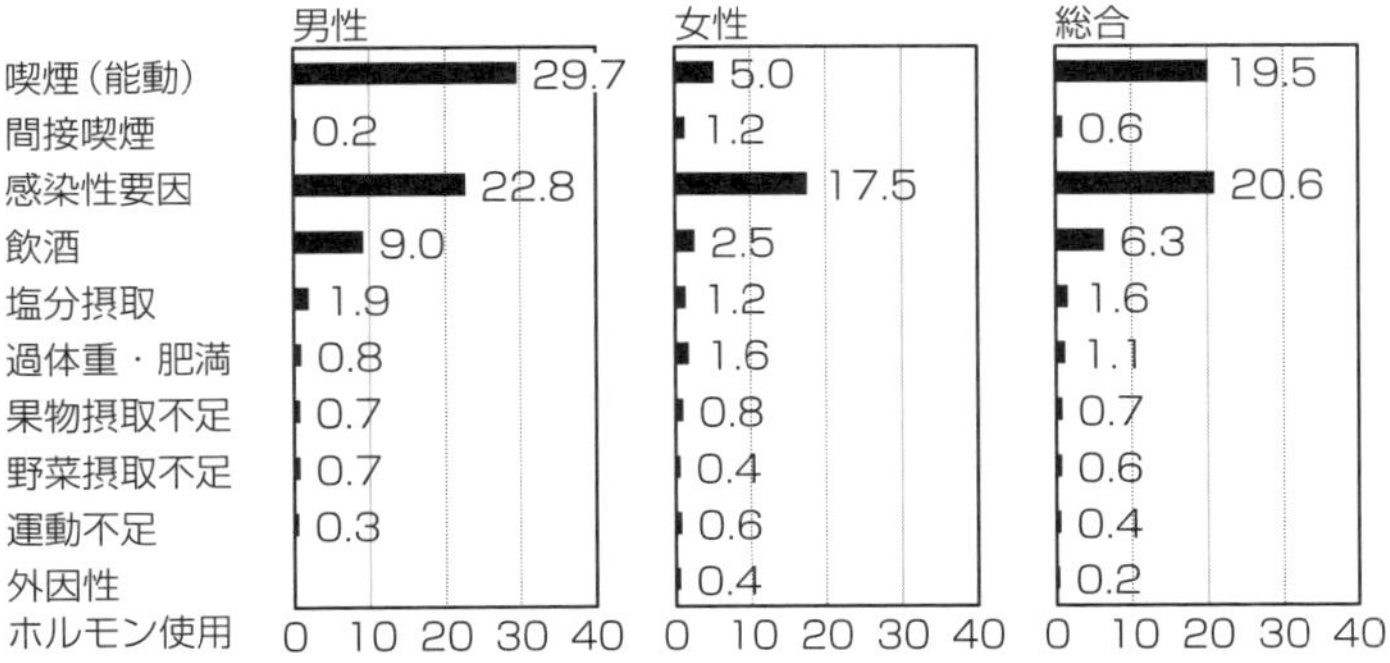

図8・1　がん発生の要因別PAF

出典（国立がん研究センター 社会と健康研究センター 予防研究グループ．科学的根拠に基づくがんリスク評価とがん予防ガイドライン提言に関する研究，現在までの成果，日本におけるがんの原因）

20%くらい　「がん発生要因別PAF」では、喫煙（能動）19・5%、間接喫煙0・6%。

・Inoue M, et al. Attributable causes of cancer in Japan in 2005--systematic assessment to estimate current burden of cancer attributable to known preventable risk factors in Japan. Ann Oncol. 2012 May; 23(5):1362-9 (https://epi.ncc.go.jp/can_prev/evaluation/2832.html).

象ではパーセンテージは低くなるが、効果が大きいというのが一般法則です。インフルエンザワクチンも同じですね。インフルエンザワクチンも効果がざっくり50％ぐらい。「なんだ、半分しか効かないのか」って話ですけど、インフルエンザって毎年何百万、場合によっては千万のオーダーで患者が発生し、同時に莫大な医療費もかかる。それから、インフル対応で疲弊する医療現場の労働コストや、会社や学校を休むことで失われる労働コスト、学習コストも馬鹿にならない。仮に、半分に減るだけでも社会的なインパクトは絶大です。何％っていう割り算の数字ではなく、アクチュアルナンバーに換算すると印象は変わります。がんについても同じことが言えます。

岩永　がん発生の要因は、喫煙（能動）で19・5％、感染性要因も20・6％です。

岩田　感染症は喫煙とほぼ同じリスクなんです。やっぱり**ヒトパピローマウイルス（HPV）ワクチン**は大事ということです。**B型肝炎ワクチン（HBワクチン）**もめっちゃ大事です。

岩永　飲酒6・3％、塩分摂取1・6％、過体重・肥満1・1％、飲酒の要素も多いのですね。食事療法でがんを予防するというのはあまり必要性がないのです

ヒトパピローマウイルス（HPV）ワクチン　1章、26頁の脚注参照。

B型肝炎ワクチン（HBワクチン）　生後4～6か月に3回の接種を行うことで、B型肝炎と将来の肝がんを予防できる。HBワクチンの接種は世界180か国以上で行われ、最も安全なワクチンの一つ。獲得した免疫は最低でも15年間持続することが確認され、80％が免疫を獲得できる。

かね。

岩田　酒は明らかながんのリスク要因ですね。食事療法もやらないよりはやったほうがいいです。エフェクト・サイズの話に戻ると、神経質に食事療法に取り組んでも得られるものはまあまあ…だったりしますね。でもやる・やらないのデジタルな思考法ではなくて、大雑把にいうとそれなりに正しい食事をとったほうがいいが、こだわりすぎると、逆に不健全となる。がんの発生要因のうち、喫煙が2割、逆にいうと8割のがんは喫煙が寄与しないので、「タバコのインパクトは大きいけれども大きくない」、これは両義性ですが、この矛盾した二枚舌的事実が医療の本質で、「インフルエンザワクチンは効くけれど効かない」も同じです。この辺のもやもや感に耐えることが、科学を語るうえでとても大事なんです。

岩永　科学を用いれば、竹で割ったように答えが出ると思い込んでいる人が多いですものね。

岩田　それは単なる科学教信者です。

世の中の多くのことはハウツーじゃわからない

岩永　それでは、後編の『最強の健康法 ベスト・パフォーマンス編』に行きましょうか。

岩田　こちらで気になったのは、本名を出してない人の解説を載せたらあかんと思います。**Testosterone**（氏名非公表）さんとか、**メンタリスト DaiGo** さんとか。出身大学は関係ないと思うのですが、ともかく怪しい。63頁の「**「きのこのみそ汁」は腸内環境改善に極めて有効——「最強の食事」は元禄時代の和食?**」とか。こんなのをよく載せるなと思いますね。65頁の「**「自分の腸に合うヨーグルト」を探そう**」とか、この辺も怪しい。80頁の「**酒は百薬の長**」でＨＤＬが上がるなどもほとんど意味がない。**株式会社食のおくすり代表、佐野こころ**さんの解説ですね。

岩永　ここで取り上げられている先生たちの著書も見てみたのですが、小林弘幸先生は『**死ぬまで歩くにはスクワットだけすればいい**』『**「ゆっくり動く」と人生がすべてうまくいく**』、溝口徹先生は『**2週間で体が変わるグルテンフリーの毎日**

Testosterone　ダイエット・筋トレ情報サイト「DIET GENIUS」、アスリートメディア「STRONG GENIUS」代表。学生時代は110キロに達する肥満児だったが、米国留学中に筋トレと出会い40キロ近いダイエットに成功する。筋トレに関する著書多数。

メンタリスト DaiGo　ジェネシスヘルスケア株式会社顧問。新潟リハビリテーション大学特任教授。「メンタリスト」という肩書で、英国発祥のメンタリズム（人の心を読み、操る）技術を日本のメディアで紹介。

株式会社食のおくすり代表、佐野こころ　医学博士・保健師・看護

ごはん』『【最新版】うつは食べ物が原因だった！』など、それだけで大丈夫なのかなと思うところがあります。この人、「脳腸相関」を指摘していますね。

岩田　**腸内細菌がいくつかの精神疾患と関連**していることはわかっているんです。が、どのヨーグルトとか、きのことか味噌汁でそれを治療したり、予防したり、という臨床的知見にまではまだ落とし込めていません。

84頁**「大半の「健康食品」には意味がない？——「個人の感想です」に要注意」**で、テレビのコマーシャルに登場する健康食品にはあまり意味がないというのは、まったくそのとおりだと思います。一つおもしろかったのは、93頁の**「特別寄稿」**で、「卵がいいとか悪い」とかいう議論も成分主義はダメで、卵にはβカロテンとか、カロテノイドとか、コレステロールとか、レシチンとかいろいろ入っているので、「卵＝コレステロールではない」という指摘はすごく重要なところですね。じゃあ、「卵にβカロテンが入っているからいいか」というと、津川先生がおっしゃるように「βカロテンだからいい」ということもないので、結局、同じところの考え方の罠にはまってしまっているという見方もできます。

岩永　氏名非公表の方の記述はどうですか…。

師。慶應義塾大学医学部特任助教（非常勤）。慶應義塾大学看護医療学部卒業後、同大学大学院医学研究科にて博士号（医学）取得。大手料理教室のヘルスケア部門の立ち上げを行い、女性のライフスタイルから考える健康や健康のための食生活等について発信。

『死ぬまで歩くにはスクワットだけすればいい』（小林弘幸．幻冬舎．2017）．

『「ゆっくり動く」と人生がすべてうまくいく』（小林弘幸．PHP研究所．2016）．

『2週間で体が変わるグルテンフリーの毎日ごはん』（溝口徹（共著）．青春出版社．2017）．

岩田　316頁の「**筋トレで「うつ」対策を**」、まさにTestosteroneさんのところですが、ここは非常にダメ。317頁に「**フィットネス大国アメリカにおいて、筋トレは最も効率のよい減量法であると大衆に認知されていますが**」としていますが、「誰がそんなことというたんや…？」って感じです。肥満の多いアメリカでは減量はかなり重要なテーマです。で、運動（エクササイズ）はその方法の一つとは言えますが、「もっとも効率がよい」とは言い難いし、ましてや各論的に筋トレがベストだというデータも乏しい。それと「疲労」のところで、「**鳥の胸肉摂取で抗酸化物質「イミダペプチド」を補給しよう**」（341頁）とか、この辺になるとかなりトンデモになっています。あとはメンタリストDaiGo氏の「**おなかにつくよくない脂肪は「オメガ6」、バストとヒップにつく脂肪は「オメガ3」**」（389頁）と女の人と男の人のオメガ脂肪がどうのこうのとかいう記述もほとんどデタラメでして、もしくは正しい情報であってもどうでもいい情報ばかりで…。女の人につく脂肪とか、男の人につく脂肪とか、こんなことにこだわってもしょうがないと思いますね。あと男と女の脳の違い、性欲の起こり方が影響しているとかも興味深くない。

『【最新版】うつは食べ物が原因だった！』（溝口徹．青春出版社．2018）．

腸内細菌がいくつかの精神疾患と関連
・Evrensel A, Ceylan ME. The Gut-Brain Axis: The Missing Link in Depression. Clin Psychopharmacol Neurosci. 2015 Dec;13(3):239-44.

岩永　この本には「大変興味深い」って書いてありますね…。

岩田　自分が性感染症やっていることもあるし、性教育やっていることもあるので、セックス・サイエンスはある程度は知っていますが、男女で性に対する脳の動き方が違うのは事実ですが、「…だから何？」という感じなのです。やっぱり、この本は明らかに玉石混交ですし、それからセカンドオピニオン、サードオピニオンがどのくらい機能しているのか、いまいちわからないということで、バリディティ（妥当性）は低いと思いますね。もちろんいい内容も散見しますが、「どれがよくて」「どれが悪いのか」を吟味できない一般読者がこういう健康本を読むわけだから、そこが最大の弱点です。

岩永　おそらく『最強の健康法』として、最強の世界レベルの名医を選んだのでしょうが、選んだ基準が示されていないのですよね。冒頭の参画者一覧表があって、一般の人は「こんなにたくさん有名大学出身の先生たちが答えていらっしゃる」と信じてしまうのですかね。

岩田　その辺がいやらしくて、出身大学なんて、妥当性の何の根拠にもなりませんよ。そもそも18歳で入学した時点での専門性のレベルなんてさっぱりわからない。

岩永　日本人の大学名信仰は本当に強くて、こういうので惑わされちゃうのかなぁと思います。健康本の良し悪しを見分けるコツなどはありますか？

岩田　「こうすればいい」なんて見分けるコツはないですよ。そういう安易なコツがあると思うのが、そもそも幻想で。

岩永　アハハ…（笑）。確かにそのテーマでまた怪しい健康本が書けそうです。

岩田　昔、看護師さんから「ロジカルシンキングの本を書いてください」と言われて、試しに1万字ぐらい書いて原稿送ったら、「先生の原稿はちょっとクドクドしていてわかりにくい。こういうときは、こうしとけみたいなこと書いてください」と。ナースって、だいたいハウツー（How to）の世界なので、「こういうときはこうやっとけ」のような本が受けるのですね。でも自分で吟味するロジカルシンキングを教わりたいというのだったら、それは根本的に間違ってるじゃんみたいな話になって。一般読者もみんなハウツー本に飢えているのでしょうが、世の中の多くのことはハウツーじゃわからない。「こうやったらいいという方法はありませんか」というニーズに対して、「これだけやっておけば大丈夫！」というのが、この手の健康本が売れる最大の根拠になっていて、「これだけやっておけば大丈夫！」という本のほとんどが信頼に値しない。だから「こうやれば本が吟味できる」という方法もないってことです。でも、そういう本を書いたら売れると思うんですけどね。「こういう本だけ読んどけ！」みたいな…（笑）。

岩永　先生やりますか、それ。

第3部

Iwata×Iwanaga
Round 3

睡眠で健康になる

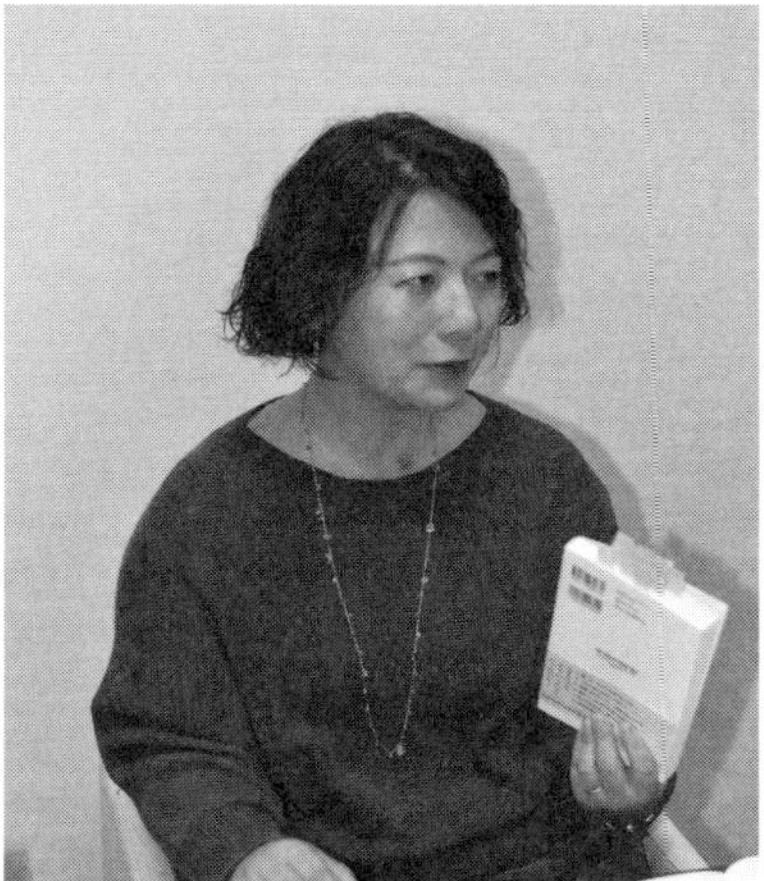

9章：よく寝る大人も育つ、睡眠医学の今を知る

西野精治著・『スタンフォード式 最高の睡眠』

対談時メモ
健康の三大要素といえば，「食事」「運動」「睡眠」が考えられるが，日本人は世界でもっとも睡眠時間が短い．
その理由は日本人の働き方（ワークライフバランスやタイムマネジメントの認識不足，残業嗜好性）によるものと思われるが，そこから見えてくる課題とは何か．お二方の経験談も交えて論じていただいた．

睡眠医学という世界観と全体像が見えている本

岩田　僕は睡眠医学の素人なので、**西野先生**のお書きになる内容を十分に吟味できる力はないのですが、**この本**のいいなと思った点は、自分の言説のレベルがどの辺にあるのか、その立ち位置を明示してあることです。2章でも少し話しましたが、参考文献もありますし、睡眠研究で「現在わかっていること」「動物実験でわかっていること」「人間の研究でわかっていること」、そして「これはまだわかっていないこと」、これらをきちんと分けて論じていて、わかっていることと

西野先生　2章、62頁の脚注参照。
この本　『スタンフォード式 最高の睡眠』（西野精治．サンマーク出版．2017）．序章、10頁の脚注参照。

わかっていないことの境界線をクリアに示しています。「わかっていない点は、ここだ」と言えるのはプロの専門家だけです。半ちくな勉強ではなかなか難しい。ネットでも「ここまではわかった」というのは集めることはできても、「ここからはわからない」というのは情報収集だけで判定するのは難しい。睡眠医学はまだ新しい学問なので、わかっていない領域がたくさんあるはずです。睡眠医学という世界観と全体像が見えている人でないとああは書けません。

睡眠の仕方についても、「こうすればいい」ということが科学的事実としてわかっていることと、「こういう睡眠の仕方がいいと私は思う」と意見レベルの話を分けて論じています。その点はさすがだなと思います。それと、睡眠には大きく二つあって、一つは「健康目的の睡眠」。つまり睡眠をこうとると、心臓病になりにくい、がんになりにくい、などの健康をアウトカムにした睡眠のとり方と、もう一つは「睡眠そのものを快適にするための睡眠」、例えば、不眠とか、昼間眠いとか、ナルコレプシーとかの睡眠疾患とか、睡眠そのものをアウトカムにした睡眠のとり方をきちんと分けて論じています。前者のほうは検証が難しい。つまり「こういう睡眠をとると、こういう健康結果になる」といったデータは集めるのも検証するのも難しいし、研究データもあまりない。一方、「こういう睡眠をとると、昼間眠気がなくなる」などのテーマは比較的シンプルな実験で、食べ物の研究よりしやすいんですね。例えば、レム睡眠のように最初の90分間はこういうふうに眠るとか、朝起きるときは調節しなくていいとか、そういうスタディはボランティア15人ぐらいでも結構いいデータがとれると思います。「わかっている」「わかっていない」「研究途上のもの」がしっかり明示されているので、この本を読めば、今の睡眠医学がどの辺にあるのか理解できると思います。一般向けの健康本としては模範的な本だと思いましたね。

「わかりやすさ」と「質」は両立できる

岩永　文章も読みやすいですね。睡眠の科学的事実と西野先生の個人的なお考えを分けて論じている点を指摘されましたが、この本では重要語はすべて「太字ゴシック」＋「青のサイドライン」で強調しています。となると、一般読者は、この強調ワードを「科学的事実」と「著者の個人的な意見」を区別をせずにおしなべて「重要だ」と思ってしまいませんかね。つまり「○○とわかっている」「○○と私は考えている」の文脈を飛ばして、太字イコール重要だ、みたいな刷り込みにならないかと思いました。

岩田　この本はおそらく「このワードだけを注目しておけば大丈夫といった読者」と、「もう少し深掘りして読んでも科学的な批評に応えられる本」の二重仕立ての本になっていると思います。これだけ覚えておけばＯＫといった読み方をしたい一般読者のニーズに応えつつ、よく精読すると、科学的に正しくてより著者がお勧めする…みたいな記述になっています。例えば、「（ウォッカを）**一口含んで目を閉じるのは入眠にはいいと思われる**」（97頁）というのは西野先生の意見であって、科学性はあまりない。

岩永　（ウォッカの）この部分は読んでいて、個人的に「いいなぁ…（笑）」と思いましたね。

岩田　西野先生のお考えであっても、ちゃんと根拠が書いてあるのがいい点でして、「**すぐ寝るときは「シャワー」がベスト**」（１３２頁）などは、なぜシャワーを浴びるといいのかの裏付けが書いてある。本当にいいかどうかは、人によって違うとは思いますが。

岩永　ところどころで、「**「夜の冷やしトマト」で睡眠力アップ！**」（199頁）とか、「**きゅうりジュース**」などが出てくるのですね。これは、ここまで批判してきた健康本の語り口と似たものを感じます。

岩田　「きゅうりジュース」は、西野先生は試したことはないと書いてあります。体温が下がる食べ物については結構研究が多くて、サーモグラフィがあるので、何を食べると体温が下がるのかすぐわかるのです。問題は体温が下がり、だから何だというところですが、それについては「**ただし、「冷やしトマトを食べれば絶対眠れる」というわけではない。あくまでこれは補強手段**」と書いてあり、読み手がきちんとしていれば問題はないと思います。

岩永　でも、こうした「冷やしトマト」「きゅうりジュース」みたいなコトバは一般の方はそこだけ抜き取ってしまうのですよ。テレビ番組でこんな特集が組まれたら、翌日スーパーでトマトときゅうりが売り切れになってしまうようなインパクトです。

岩田　でしょうね。僕なんかはむしろ、意識的に行間を読んでいくので、論文に目を通すときも査読者目線でトリッキーなところがないかという視点です。

岩永　疑って読むという姿勢ですね。

岩田　クリティカルに読むとはそういうことです。「冷やしトマト」がいいならば「何をもっていいとするのか」、その文脈を読むとあまり大した理屈ではないとわかるわけです。でも読み手側にいろいろなレイヤーがあるのは悪いことではないし、きちんとした人がこの本を読めば、その理屈はわかるように書いてあると思います。序章で「**村上春樹**の偉いところは、文章はすらすら読みやすいが、内容（質）については絶対割引しないこと」と言いましたが、読みやすいのだけれども、ちゃんと読めばバリディティ（妥当性）が担保されている本はすごくいいことで、わかりやすさと質は両立できるのです。難しくこねくりまわさないと、正しい情報は出せないわけではありません。でもわかりやすくできないこともあって、それはそれで複雑なことは複雑なまま出せばいい。しかし読み手のリテラシーによっては伝わらない可能性もあるけど、読み手の力量は書き手には制御できないので、そこはしょうがないのです。だから、この本は作り方として作戦勝ちと思います。大事なことをすっぽかして針小棒大に書いてある本が多い中

村上春樹　序章、9頁の脚注参照。

で、ちゃんと読めばちゃんと書いてあることがわかるという本は、僕自身参考になりましたね。

睡眠に悩んでいないと思い込んでいる人のほうが多い

岩永　私自身、めちゃめちゃ睡眠障害がありまして、結構真剣に読みました。頭に残ったのは、「寝酒は少しならいい」くらいですが…（笑）。以前は社会部の記者だったので、事件があると夜間でもすぐ取材ですから、呼び出しの電話にすぐ答えなければいけない。その影響で今でもちょっとした物音でも目が覚めてしまうのです。それで漢方薬を飲んでいます。

岩田　外来の当直をやっていると同じような症状になります。漢方薬は何を飲んでいるのですか？

岩永　**酸棗仁湯**です。ゆるりと効きます。

岩田　悩んで眠れない患者さんには、僕もよく処方します。

岩永　寝る前に翌日の仕事のことなどいろいろと考えてしまうのですよ。

酸棗仁湯（サンソウニントウ）と読む。神経をしずめて、寝つきをよくする。体力があまりなく、繊細な人に向く処方。不眠症に用いる代表的な方剤。西洋薬のようなキレのよい効果はないが、習慣性（依存）など副作用の心配はない。

岩田　それは寝酒でリセットしたほうがいいかもしれませんね。頭の中で考えてしまうときは、お酒でスイッチオフすることも大事です。ただし酒を飲みすぎると完全に睡眠パターンが崩れるので、あまり正当化はできないです。

岩永　結構睡眠に悩んでいる人は多いと思います。

岩田　逆に、睡眠に悩んでいないと思い込んでいる人のほうが多いと思います。

岩永　えっ…⁉　そんなものですかね。

岩田　日本人の多くは睡眠障害に陥っているのだけれど、本人は気づいていない。睡眠障害というと、言い方が適切でないかもしれないですが、睡眠の仕方が間違っていて、自分のパフォーマンスが落ちている人が多いのです。もっと端的に言うと、日本人、睡眠時間短すぎです。**河合真先生**は友達でして、彼は睡眠時間の大切さをメッセージとして発信し続けていますが、睡眠が短いと、病気になりやすいし、仕事の能率も落ちるし、集中力・判断力も低下します。

僕も昔はショートスリーパーで学生時代は4時間ぐらい。それでいいと思っていたのですが、じつは昼間のパフォーマンスは落ちていて、その「落ちている」という自覚すら最近までなかったのです。だけど、睡眠時間をきちんととると、

河合真先生（1971年生まれ）　スタンフォード大学精神科睡眠医学部門の睡眠専門医。睡眠、脳、てんかんなど主に睡眠医学研究を行う。著書に『極論で語る睡眠医学』『極論で語る神経内科』（共に丸善出版）、共著に『睡眠がみえる！―睡眠が見えれば、睡眠が診れる―』（金芳堂）がある。

パフォーマンスが明らかに上がるのです。これまでいかに寝不足の状態でふらふらしており、仕事をしていたつもりで十分な仕事ができていなかったことに気づきました。適切な睡眠時間で100メートル15秒だった人が10秒で走れるようになったのです。昼間のパフォーマンスがよくなると、当然時間があまるわけで、ほかの時間にあてることもできます。

岩永　具体的にどうやって変えたのですか…。

岩田　早く寝床に就いただけです。就寝時間はバラバラですが、10時から12時には寝て、朝は5時に起きる。

岩永　早起きですね。お医者さん相手に仕事をしていると、朝は7時くらいにメールの返事がきたりすることがザラです。お医者さんは全般に朝早くないですか。

岩田　夜は早く寝たほうがいいです。最近当直はしないのですが、アメリカみたいにシフトワークにして、日本も当直はやめたほうがいいです。うちの感染症内科は当直明けの勤務は禁止にしています。「すぐ帰りなさい。休養をとるのは権利でなくて、患者さんのための義務だから」と。飛行機のパイロットと一緒です。

岩永　そんな上司がほしいですよ。

岩田　だって、チームのパフォーマンスをよくするのが僕の仕事ですから。前職の亀田総合病院でも同じことを言っていました。亀田総合病院は優秀な研修医が多いので、みんな義侠心にかられて遅くまで残る人が多いのです。当直後の研修医なんて酔っ払いとほとんどパフォーマンスが変わりません。現場にいても邪魔なだけです。僕が研修医の頃の話ですが、当直後に外来やって、聴診器で患者さんの心音を聞いていると、よく眠れちゃうのですよ（笑）。

岩永　本当ですか？

岩田　ええ。診察していて眠りに落ちると、看護師さんが「先生、起きてください」って。あの頃は、それでいいと思っていたんです。「俺、こんなに頑張ってる！」、これがまさに自己満足のダメな医者の典型です。睡眠不足で判断力落として喜んでいるなんて、馬鹿でしょ。でも患者にとっては迷惑。外科医とか、当直明けとかオペしちゃダメです。

心臓のカテーテルは足の付け根の動脈から刺すのですが、血がバーと出てしまうので手で血管を押さえて止血します。今は押さえるバネの器具があるのですが、当時は研修医が30分とか一時間押さえていたのです。僕の先輩の女医の先生は当直明けで眠くて、そのまま患者さんのおじいちゃんの股間に頭を伏して寝てしまって、患者さんもどうしていいのかわからず一時間ぐらいじっとしていたそうです（笑）。

岩永　笑っちゃいけないけど、笑ってしまいますね。

できると思わなきゃ改革は「できない」

岩永　日本の組織は古いしきたりがありまして、**前の会社**でも先輩が帰るまで帰ってはいけないとか、新人時代に厳しく指導されたものですから、自分が上司になったときはなるべく早く帰ろうと思いましたね。

岩田　それは最低の組織体質ですね。うちの秘書は私より早く帰りますよ。それと岩永さんよりもスタッフさんが早く帰ることを奨励しないと。「仕事終わったら帰れる」という環境にすると、みんな仕事を早く終わらすようになります。逆

前の会社（読売新聞）　社名は、江戸時代に瓦版を読みながら売っていた「読売」に由来。創刊は1874年。読売新聞社会部は第1回および第3回菊池寛賞受賞、辣腕記者を擁し「社会面に強い」と言われている。また、他の全国紙にはない医療専門の取材機関「医療情報部」を持つ。岩永さんは読売新聞社会部→医療部→ヨミドクター編集長を経て、現職に至る。

に、「いつまでも遅く残っていろ」とすると、いつまでも会社や病院に残るようなパフォーマンスになりますね。元ラグビー日本代表選手の**平尾剛**さんによると、疲れきるまで選手に練習させるコーチはダメなコーチだそうです。なぜなら、選手は疲れるような体の動かし方しかしなくなるからです。試合のパフォーマンスをよくしたいのであれば、練習が終わったあともピンピンしているような上手な走り方などを指導すべきで、クタクタになって一歩も歩けなくなるまで鍛えるみたいなコーチのもとだと、試合でもいい走りができないそうです。医療界もまさにそれでして、遅くまで残って、睡眠時間削って、ごはんも食べずにへろへろになるのが「正しい」みたいな指導をすると、若手もへろへろになるようなやり方しかしない。ぼーとして、椅子に寝転んで漫画読んだり、看護師さんとしゃべったり、いつまでも仕事が先に進まない。大学病院は給料が安いので別の医療機関にバイトに行くのですが、上司の指導医がバイト先から帰ってくるまで研修医が待っていたりします。

岩永　えー。無駄な時間ですね。

岩田　夜7時くらいに帰ってきてから回診とかカンファレンスです。そんなのア

平尾剛さん（1975年生まれ）　神戸親和女子大学教員。元ラグビー日本代表。WEB「みんなのミシマガジン」「SUMUFUMU LAB」、京都新聞夕刊「現代のことば」、朝日新聞夕刊「知って楽しむラグビー学」コラム連載中。著書に『近くて遠いこの身体』（ミシマ社）、共著に『ぼくらの身体修行論』（朝日新聞出版）などがある。

ホでしょ。「患者さん、今こうなってますけど、こうしていいですか?」と携帯で聞けば終わりでしょ。そして処置が終わったらさっさと帰ればいいのに、上司の帰りをずっと待っている。しかもバイト先の上司に電話してはダメというのですよ。忠犬ハチ公の世界です。先日も似たようなケースに遭遇して、僕がちょっと患者を診て、「この人はこうしたほうがいいですよ」と研修医に助言したのですが、主治医がバイト中で連絡が取れないというので、「電話すればいいでしょ」「院外にいるので連絡できないんです」って。お前、何時代の人間やねん。21世紀の令和の時代に、なんでこんな簡単なコミュニケーションができないのかと思います。

岩永　そのような状況では、医師の働き方改革もなかなかできないのではありませんか。

岩田　できますよ、もちろん。できると思わなきゃ、改革はできないのです。

岩永　でも、そういう体質が残っている限り…。

岩田　そういう体質をひっくり返すからこそ、改革なんです。

第4部

Iwata × Iwanaga
Round 4

病を防ぐ達人になる

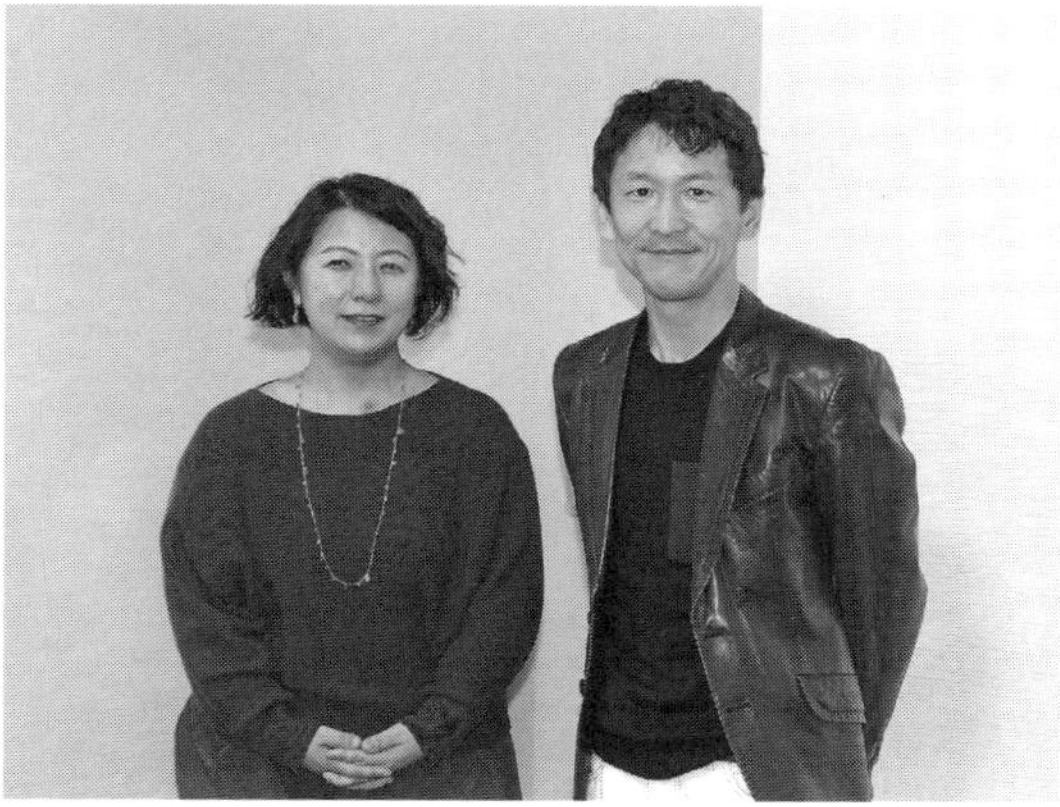

10章：一流にこだわる。川上から川下への流れ…

裴英洙著・『一流の人はなぜ風邪をひかないのか？　ＭＢＡ医師が教える本当に正しい予防と対策33』

対談時メモ
　本書のテーマはまさに岩田医師の専門分野．一方，著者の裴医師は，厚労省「上手な医療のかかり方を広めるための懇談会」構成員で，岩永さんも同メンバーの一人．
　「専門知識」を「一般向け」の情報とするとき，何がキモとなるのか，そこから語っていただいた．
　しかし対談は大津保育園児死傷事故の報道をめぐり，興味深いディスカッションとなった．

専門家の本を参考に換骨奪胎した本

岩永　**裵英洙（はい・えいしゅ）先生**は、厚労省**「医師の働き方改革に関する検討会」**のメンバーです。そして同じく厚労省**「上手な医療のかかり方を広めるための懇談会」**構成員で、こちらは私もメンバーとして参加していました。

岩田　でも、**この本**の表紙を見たとき、インチキ本と思いましたよ。「ＭＢＡ医師が教える」「本当に正しい予防と対策33」「一流の人はなぜ風邪をひかないの

裴英洙先生（1972年生まれ）　医師、経営学修士。金沢大医学部卒後、同大第一外科にて胸部外科に従事。同大学院にて外科病理学専攻、病理専門医に。慶應ビジネススクールで医療

か？」、もうさん臭いなと思って…（笑）。

岩永　裵先生はすごくまっとうな先生です。

岩田　このタイトルはダイヤモンド社がつけたのでしょうが、この本、第一印象で嫌いだったのは、編集者にいいようにいじられた感があって…。

岩永　内容は大事なことがたくさん書いてあります。

岩田　見た目によらず、かなりまともな本です。「風邪に抗生物質が効かない」と言っている点と、抗酸化作用のある「ビタミン等を接種しても風邪には意味がない」と明示している点がメッセージとしてすばらしい。僕の専門分野なのでプロ目線で見ると多少間違っているところもあるのですが、裵先生は外科と病理が専門ですよね。例えば、「**飛行機の機内は日常生活の「１００倍」以上風邪のリスクが高い**」（7頁）とありますが、飛行機内は1時間に10回以上、病原体を捕まえるようなフィルターを使って換気しており、案外風邪がうつりにくい環境です。でも重箱の隅を突くような反駁になるので…、全体的にはいい内容です。

岩永　気になったのが、風邪予防のために「**市販の使い捨てマスクを（1セットを）1日で使い切る**」（84頁）としているのですが、確か日常的なマスク使用は風

政策・病院経営を学び、医療機関再生コンサルティング会社を立ち上げ、その後ハイズ株式会社を創設。医療機関の経営支援、ヘルスケア企業の医学アドバイザー業務を行う。

医師の働き方改革に関する検討会　19年3月28日報告書では、すべての医療機関において労務管理の徹底・労働時間の短縮を進め、24年4月以降「年間の時間外労働960時間以下」を目指す。この上限に収まらない労働が必要な救急医療機関等は「年間1860時間以下」の特例を目指す。研修医や高度技能の獲得を目指す医師も同様の特例を認めた。

邪予防に効果なしではありませんでしたか。以前、取材した**大曲先生**もそうおっしゃっていました。

岩田　マスクは風邪に罹患した人が他人にうつさないためのガード機能しかなく、風邪感染の予防には寄与しません。風邪をひいたら自宅で寝ているのが一番の予防策。**2009年新型インフルエンザ**が流行ったとき、神戸が激震地だったので、神戸市民は出かけるときはみんなマスクでした。三宮とかもゴーストタウンになって、マスクしてないのは僕だけ。電車に乗ると、みんなきっとにらむのです（笑）。なんで、マスクしないのか…と。

岩永　感染症の専門医とは知らず…（笑）。

岩田　インフルエンザの治療薬の評価もこの本ではちょっと甘いなと思うところもあります。ですが、おそらく僕ら感染症屋の仲間の風邪の教科書などを参考に執筆したと思われるので、専門外のお医者さんが専門家の書いた本を勉強して、かみくだいてわかりやすくした「換骨奪胎の本」と思いますね。

岩永　73頁に「**超初期症状を発見する「風邪ログ」**」とあって、自分が風邪の引きはじめのときの典型症状を記録して、そこに気をつけるという記述があるのです

上手な医療のかかり方を広めるための懇談会　岩永さん、裴医師、デーモン小暮氏など12名がメンバー。病院・診療所にかかる国民と医師・医療従事者のため、「『いのちをまもり、医療をまもる』ための5つの方策」の実施を提案した。

この本　『一流の人はなぜ風邪をひかないのか？　MBA医師が教える本当に正しい予防と対策33』（裴英洙、ダイヤモンド社、2018）。「絶対風邪をひけない人」へのメッセージとしてMBAを取得する著者が実践する風邪・インフルエンザ対策を紹介。

が、これは効果があるのでしょうか。

岩田　個人的な見解としては「あり」と思います。しかし研究データはほとんどないです。個人差が激しいので。僕の場合、もう少しで風邪をひきそうだなぁという予兆は、「足を冷やした」ときです。**N-of-1 study**というのですが、たくさんの被検者がいなくても、自分がくり返し風邪をひくパターンを記録しておくと、科学としてアプライできます。昔から足を冷やすと、風邪をひきやすくて、毎晩靴下をはいて寝ています。この本では靴下を脱いだほうがいいと書いてあるのですが、僕は風邪ひいちゃうので夏でも靴下をはいて寝ます。足が冷えて、次は喉がちくちくして、寒気がして、頭が重くなると、風邪になるという定番パターンです。このまま行くと風邪になりそうだなというときは踏みとどまって、体調整えたり、疲れすぎないようにしたりとか、風邪をひくリズムにストップをかけるのは有効です。ほかの人には役に立たないかな。うちの奥さんは、隣で裸足で寝てますが風邪ひかないし。

大曲先生　大曲貴夫医師。国立国際医療研究センター病院・国際感染症センター・センター長、感染症専門医。著書に『感染症診療のロジック』(南山堂)などがある。大曲医師への岩永さんの取材記事は本章260頁の脚注参照。

2009年新型インフルエンザ　09年春から10年にかけ、豚由来のインフルエンザウイルスの人への感染が世界的に流行、全世界で1万8097人死亡した。国内最初の感染者が神戸市で発見、兵庫県庁は「緊急事態宣言」を発表した。

風邪をひかないことはいいことだ

岩田　この本の一番いいのは「風邪をひくことはよくない」というメッセージを出したことです。風邪をひくと生産性が落ちるのです。サッカーなどのスポーツ選手は常に体調を整えているじゃないですか、それと一緒で風邪をひくと仕事のパフォーマンスも落ちるし、時間もロス、経済的にもロスです。

昔の野球選手は喫煙者もいたし、朝まで飲むし、非節制が武勇伝みたいな風潮がありましたが、Ｊリーグがはじまって「コンディションを整えることができない奴は馬鹿だ」という時代になりました。おそらく、プロ野球では**イチロー**が選手としての節制の価値観を変えました。昔はおなかが出ていて、走れなくて、ホームラン打つだけみたいな一芸に秀でた選手が評価されてましたが、今は走攻守三拍子揃わないとダメだし、コンディション整えないと、無理な時代です。小説家の世界も**太宰治**の破天荒な生活がかっこいいみたいなところがありましたが、**村上春樹**はコンディションを整えて、最高のパフォーマンスに導くスタイルを実践していますよね。医者の世界もビジネスの世界も、体のケアに無頓着すぎ

N-of-1 study　N-of-1のＮとはnumberの略で、N-of-1試験は１人を対象とした試験デザイン。単一の患者に対してランダムにいろいろな処置を与え、それぞれの処置の効果を統計学的に評価する臨床研究を指す。

イチロー（1973年生まれ）　19年３月に引退したプロ野球選手。ＭＬＢシーズン最多安打記録（262安打）、プロ野球通算安打世界記録（ＮＰＢ／ＭＬＢ〈4257安打〉保持者。抜群のバットコントロール・守備・走塁技術、徹底した自己管理など、「メジャー最高の選手」とも評された。

るのです。例えば、**孫正義さん**が年間7回も8回も風邪をひいたら莫大な経済的損失です。なら最初から風邪をひかないほうが偉いとなります。風邪は一つのメタファーに過ぎなくて、睡眠しかり、休息しかり、ハイパフォーマンスを出すためには体のメンテナンスを常日頃から心がけていなければならんのです。昔の日本の外科医は針刺しして自分が肝炎になって「一人前」なんて言われたのですから。

岩永　え〜、ほんとですか…？

岩田　まじですよ。黄色くなって一人前とか…（苦笑）。肝炎になって外科医が離脱したら戦力ダウンもいいところです。

岩永　褒先生は病院の経営コンサルもやっているので、病院経営のパフォーマンスも考えていらっしゃるのでしょうね。

岩田　経営のパフォーマンスを上げるということは、マンパワーのパフォーマンスを上げること、つまり一人ひとりのパフォーマンスを上げることですから、当然体調管理は重要です。「風邪をひかないはいいこと」と「そのために努力すべき」という発想は、今の時代にフィットしています。逆に言えば、20年くらい前ならば、この本は見向きもされなかったと思います。今の時代だからこそ読まれ

太宰治（1909-48年）　3度の自殺未遂（すべて女性と心中）や薬物中毒を克服し、第二次大戦前から戦後にかけて多くの作品を発表。没落した華族の女性を主人公にした『斜陽』はベストセラー。その作風から坂口安吾らと無頼派と称された。主な作品に『走れメロス』『津軽』『お伽草紙』『人間失格』がある。48年再び愛人と玉川上水で自殺。

村上春樹　序章、9頁の脚注参照。

孫正義さん（1957年生まれ）　日本の実業家。ソフトバンクグループの創業者、SBグループ代表取締役会長。そのほかヤフー取締役、スプリント会長、アリババ取締役、福岡ソフ

る価値があり、その意味で「一流の人は」というメッセージなのかもしれません。

風邪では病院には行かない。風邪でないときは病院にいく

岩永　昨年、水を15分ごとに飲むと喉の湿度が保たれ、かつ喉に付着しているウイルスや菌を胃に流して死滅できるので、風邪をひきにくくなる、という情報がSNSで流行りました。10万リツイートぐらいありましたね。

岩田　それは都市伝説です。

岩永　大曲先生に取材したときも「**そんなことはありません**」と言われました。

岩田　「喉が渇く」という表現がありますが、喉が渇くことはありません。常に湿っています。水を飲んでどうこうなるものでもありません。

岩永　大曲先生は「冬は乾燥するからインフルエンザにかかりやすくなるといわれるが、熱帯で湿度が高い夏でもインフルエンザは流行る」とも言われていましたね。

岩田　湿度がインフルエンザの感染要因のすべてではないということだと思いま

トバンクホークス取締役等を務める。総資産は219億ドル（18年）といわれ、東日本大震災の際、個人で100億円を寄付した。

そんなことはありません　15分ごとに水をゴクゴク 風邪予防になるの？
・https://www.buzzfeed.com/jp/naokoiwanaga/kazeyobou.

す。２００９年新型インフルエンザの流行時も5月でしたが、梅雨の6月になれば鎮静化するとされた先生方が結構いたのですが、収まりませんでした。確かに、実験室の環境で湿度が上がるとウイルス活動は落ちるのですが、実験室と実世界は違いますから。ただし部屋の湿度を上げると風邪をひきにくくなるという**データ**はあります。

岩永　まずい。加湿器は意味がないと思って、会社の人にそう伝えてしまいました（笑）。

岩田　僕も加湿器について懐疑的だったのですが、紹介した論文によると、加湿器のある学校とない学校では風邪のひき方が全然違ったそうです。将来、新しいデータがでたら自分の見解を改める。これでよいのです。

新しいデータが出れば、朝令暮改で改めればいいわけで、僕はシリアスに「現存する」データに拘りません。今回の対談を通じて、岩永さんがいつも「先生、この治療は正しいのですか」みたいな聞き方をされますが、「正しい」というのは現段階での「正しさ」であって、将来ひっくり返る可能性もあるわけで、「正しい」なんて尺度はそんなもんだと思っていただきたいのです。

データ
・Reiman JM, Das B, et al. Humidity as a non-pharmaceutical intervention for influenza A. PLOS ONE. 2018 Sep 25;13（9）: e0204337.

岩永　裵先生も私も「上手な医療のかかり方を広めるための懇談会」のメンバーで、風邪に抗生物質は効かないことを一般の人にどうやったら認識してもらえるのか…、そんな議論をしていました。結局、「医療機関に行くより、家で寝ているのが一番」みたいな結論でしたね。

岩田　風邪では病院には行かないほうがいいです。

岩永　逆にどういう状態になったら病院に行くべきですか。

岩田　風邪じゃない場合です。まず「日常生活が送れなくなる」「服を着替える」「料理を作る」とか、なんらかの理由で普段行っていることができない状態です。中枢神経の異常とか、全身状態が悪いとか、そんな原因が考えられます。それから「周りから見て意識がおかしくなっている」「辻褄の合わないことを言っている」とか、意識や認知の問題です。あとは「呼吸がやたらと早い」とか、これはバイタルサインといいます。子どもとかお年寄りは「おしっこが出ない」とか、こういうのも危険信号なので、すぐ病院に行ったほうがいいです。逆にいえば、意識がしっかりしていて、服の着替えもＯＫ、料理もおしっこもＯＫという状態でしたら、鼻水、頭痛、発熱があっても病院に行かなくて大丈夫です。

岩永　その判断基準が一般の方に伝わっていなくて、会社に「病院に行くので、今日は休みます」というのが休む免罪符になっていて、おかしな話です。

人と違っていることを否定しない

岩田　会社も「診断書を出せ」と言うでしょ。学生も授業を休むときに診断書を書かせて、「急性胃腸炎だから休む」とさせるのです。先日**北方領土を訪れた国会議員が酒に酔って戦争発言した騒動**があって、その後「適応障害で、全治2カ月」の診断書を医師が出したそうですが、デタラメと思いますよ。「急に適応障害にはならない」し、「適応障害になったら2カ月では治らない」です。

インフルエンザもそうですが、診断書主義というのはよくなくて、休みたかったら休めばいいわけで、海外ではそもそも理由なんて聞かないです。僕のスタッフも「今日は子どもが熱を出して、保育園に預けられないので、一日休ませてください。皆さまご迷惑をかけてすみません」と休む理由を言ってくることがあります。そんなこと言わなくていいのに。休んだスタッフのカバーの体制だけ整え

北方領土を訪れた国会議員が酒に酔って戦争発言した騒動　19年5月、北方領土のロシア人と日本人元島民らによる「ビザなし交流」の日本側訪問団に同行した丸山穂高国会議員は、滞在先で泥酔し訪問団長に「戦争でこの島を取り返すのは賛成ですか、反対ですか」等と発言。所属の日本維新の会より除名処分、野党提出の議員辞職勧告決議案が衆議院可決。その後週刊誌報道をめぐり衆議院議院運営委員会は聴取を決定したが、体調不良を理由に欠席。「適応障害のため、2カ月間の休養が必要」との診断書を提出した。

てくれればいいのです。休む理由をいちいち説明しなければならない文化が醸造されることは健全ではありません。

でも、うちのスタッフも以前は「独身の医者」と「子持ちで家族持ちの医者」の対立がありました。子どもが喘息で休むと、「なぜあの医師ばかりが休んで、俺が仕事しなければならない」みたいな感じでした。でも子どもが病気になって病院に連れて行くことのどこが休んでいるのか。逆に言えば、独身の医者はそうした労務から解放されているわけで、「あいつはめぐまれていて、俺は損している」という優劣を競う発想がそもそも間違いなんです。介護や育児の重圧から免れてより仕事に専念できる環境なのだから、どっちが正しくて、どっちがフェアとか比べること自体が短見で、「人と違っていることを否定するな」と諭したのです。過度な平等主義はよくなくて、このことは女性医師の問題と同じで、女性が子育てをしながら仕事をするのと、子育てや家事を放棄した男性医師が深夜まで働くのと、どちらがラクしているのかという発想が幼稚だし、不毛な議論です。

僕はサッカー好きなので、サッカーの発想で考えてごらんと言います。例えば、試合中にケガで一人抜けたら、一人抜けたことを前提にして、チームとして最高のパフォーマンスを出すにはどうすべきかを考えるときに、「あいつケガで抜けやがって、何考えているんだ」みたいな考え方しますか。そんな暇があるなら今残されたメンバーで、どうやって相手に勝つかを考えたほうがよっぽど生産的です。

岩永　もう一つ言えば、育児が女性にばかりに偏ってしまい、男性医師は仕事オンリー、女性医師だけ「仕事＋家事・育児」はアンフェアです。医者同士で結婚している場合、男性医師も家事・育児もやらなければならない、これが公平と思います。

岩田　例えば、うちの場合は、僕が食事をつくることが多いです。で、僕が朝ごはんをつくってる間に奥さんが洗濯物を干してくれる。僕は、今は当直入ってなくて、奥さんも宿直はやらず、休日の日直をします。ま、僕らはお互い週末は講演とかの出張もやりますが。ただ、この辺の役割分担はあまりきちっとしてなくて、どっちかの仕事が忙しかったり疲れてたりするとお互いにカバーします。

役割分担は夫婦の在り方によって違ってくるのです。これも一律化してしまうのはおかしい。奥さんの中には旦那さんに台所に入ってほしくない人もいるし、うちの奥さんは僕が洗濯物を干すのを嫌がります。僕がやると洗濯物がしわになってダメなのだそうで（笑）。でも料理は僕のほう。夫婦でも得意不得意があって、またサッカーのたとえですが、フォワードの人もディフェンダーの人も「あいつは点取りばかりしやがって、たまには守れよ」みたいなのは三流チーム。一流チームは「俺は守備はうまいが、点取りは下手だから、そこは分業だよね」とチームとしてパフォーマンスをよくすることを目的にします。で、チャンスがあればディフェンダーも攻撃に出るし、フォワードも守備をする。その刹那刹那で何が必要とされるのか、をうまく判断して、個人個人が全体のために適切な判断をとる。質の高いチームプレーとは、質の高い個人プレーの総合なんです。個々が監督の言われたことだけをやっているチームは質が高いとは言えない。

みんなで攻めて、みんなで守るのは「幼稚園児のサッカー」

岩永　でも正直なところ、当直たくさんやりたくないじゃないですか。

岩田　当直得意な医者もいるんですよ。お金ももらえるし。

岩永　でも、その辺の不平等感はまだあるような気がするなぁ…。

岩田　だからこそ、チームのプレイヤーを増やすのです。いろんな人をチームに入れて、日中3時間だけでも働けるのであれば、その時間のチームの業務はラクになります。アメリカだとナイトフロートといって夜勤対応しかやらない医師もいます。ここから派生して、今で言うところの**ホスピタリスト**というシステムが出てきたように思います。分業化を徹底すれば、昼間だけしか働けない女医さんも絶対チームに必要です。その人がいることがチームの資産であり、いるといないとではチームパフォーマンスが変わります。平等にやるとチームパフォーマンスは絶対下がります。みんなで攻めて、みんなで守るのは「幼稚園児のサッカー」、一番やっちゃいけないプレーです。平等に当直を回して全員が疲弊するのは、みんなで滅びていくやり方です。当直はしんどい、でも当直したあとはラクができる。

岩永　当直した人が、あとでラクができるのが保証されていることが大切ですよね。翌朝、すぐに帰ることができるようにするとか。

岩田　それと、一人だけが苦渋を背負っている状況もよくありません。一人に負

ホスピタリスト　急性期の入院患者を引き受け管理する病院内総合医のこと。①外来なし（入院管理のみ）、②シフトワーク（夜間のみ）、③7日勤務・7日休暇の勤務体制等が特徴。アメリカではホスピタリストが急増中。詳しくは『あめいろぐホスピタリスト』（石山貴章，野木真将．丸善出版．2018）に詳述されている。

荷がかかりすぎると、これもチームパフォーマンスが下がります。最悪の場合、その人が心身をやられてチームを去ってしまう。チームメンバーが脱落しないこともすごく大事で、脱落しないための工夫も考えないといけません。つまりは、サステイナビリティーですね。

一番いいのは個々のプレイヤーが**ポリバレント**であること。大学病院の悪いところは自分の専門科目の仕事しかできない医師が多いことです。心臓の専門家は血糖を治せないとか、糖尿病の専門家は胸痛の対応ができないとか。みんながバラバラに当直するので、夜間、病院に4～5人当直がいます。血糖を治せる人が胸痛にも対応できるようにしておけば、まさにホスピタリストですが、夕方以降はその人にお任せする。すると当直のバリエーションが増えるので、月一回の当直はしんどいですが、それ以外は当直しなくて済む。夜間コールもなくなります。

岩永　以前、産婦人科で男女平等に当直を回している病院を取材したときに、当直することは医師のトレーニングとして重要と聞いたことがあります。指導医もいない中、緊急時に自分が判断しなければいけない状況で対応すると鍛えられる

ポリバレント　本来、化学分野において「多価」を意味する語であるが、日本代表監督を務めたイビチャ・オシムが「複数のポジションをこなすことのできる選手」をこの言葉で表わした。

し、追い詰められていい医者になると。

岩田　それは一理あります。修羅場を経験しないと、いざというときに支え棒がないのです。俺はここまでしんどい思いを経験したという記憶が、いざというときに自信になるし、耐えるつっかえ棒になります。

でもね、修羅場はたまに…でいいんですよ。恒常的に修羅場を経験し続けることは健全でないし、メンタルやられます。

感染症だと、5年とか10年に一回**アウトブレイク**が起きます。例えば、2009年新型インフルエンザとか、アフリカの**エボラ出血熱**とか、そのときは頑張らなければならない。でもずっと歯を食いしばる組織は不健全で、突発時には突発時の対応をすればいいのです。うちの医局も午後8時以降は帰宅ルールですが、8時以降も急患のときは対応します。でも患者がコンスタントに急変している状況は、そもそもマネジメントが失敗しているからで、そうしないために昼間の医療をちゃんとやりましょうねということです。日本だと、不測の事態のときにチーム全体でわーとやれみたいになりますが、それは失敗のパターンでせいぜい2～3人が対処すればいいのです。海外から新種の感染症が来たりする

アウトブレイク　感染症が爆発的に広がること、感染症の集団発生の意味。類似語で「パンデミック」があるが、こちらは「致死性の高い感染症の世界的な発生」という意味。地域限定のアウトブレイクを抑えられないと、パンデミックに発展する。

エボラ出血熱　フィロウイルス科エボラウイルス属のウイルスを病原体とする急性ウイルス性感染症であり、ウイルス性出血熱の一つ。発症後の致死率は50～80%。救命できたとしても重篤な後遺症を残すことがある。現在ワクチンの臨床試験が行われている。岩田医師は14～15年にかけてエボラ出血熱WHOミッ

と、チーム全員を集めて「気合いれろ！」みたいになって、病院もそういうことを要求しますが、非常時（だからこそ）は交代制にしないとみんな疲れちゃう。2009年新型インフルエンザのときもみんな不眠不休でくたくたでしたよ。

インシデントはあげる、でも反省はするな

岩永　あのときは厚労大臣だった**舛添さん**の記者会見に振り回されて、記者のほうもくたくたでした。

岩田　彼は夜中1時ごろ記者会見するでしょ。個人的には優れた人だと思いますが、あの判断は愚かとしか言いようがないですよ。

岩永　舛添さん、ああいうの、好きなんです。

岩田　政治家のパフォーマンスとしてはいいけど、あれをやられちゃうと、デフォルトを示してしまうのでよくないです。

岩永　毎朝5分10分でも囲み取材をされるので、記者はもう大変でした。薬害肝炎訴訟もあったので、むしろ記者たちが求めていた感もあるのですが。

シション派遣の日本人専門家としてシエラレオネに赴いた。

舛添さん　舛添要一（1948年生まれ）。国際政治学者、政治家。参議院議員、参議院自由民主党政策審議会長、厚生労働大臣、新党改革代表、東京都知事などを歴任した。著書に『母に襁褓をあてるとき 介護 闘いの日々』（中央公論社）などがある。

岩田　時間を決めて定期的に行うのはいいと思いますが、毎日だらだらやられたらたまりませんね。

岩永　もちろん何か起きたときの初動報道は必要で、すぐやってほしいのですが…。

岩田　そういえば僕、先日の**大津保育園児死傷事故**で、京都新聞の社説を批判しました。事故当日の記者会見で保育園の園長先生をさんざん責めたじゃないですか。京都新聞は論説で「報道機関の最大の役割は、「正確な事実の速報」であり、事件・事故報道のもう一つの役割が「再発防止」です」と、だからその日に報道しなければならなかったと解説していました。でもあんな稀にしか起きないような事故の再発防止なんて、その日にやる必要はなくて、時間をかけて後日ゆっくり検証すればいいのです。園長先生を捕まえて「再発防止のためにどうすればいいのか」と答えさせるなんて、全くナンセンスです。

岩永　最近記者会見がネット中継されるので責められることが多いのですが、糾弾ではなかったと思いますよ。

岩田　京都新聞は「再発防止が目的」と書いたのです。

大津保育園児死傷事故
大津園児死傷事故、保育園会見マスコミ批判への見解　京都新聞
(https://www.kyoto-np.co.jp/top/article/20190521000034)。

岩永　でも事実関係は知りたいじゃないですか。あの事故を目の前で見ていた保育園の先生たちがいるわけで、事実関係を確認するためにも記者会見は開いてほしいです。ただし泣き崩れている園長先生にどういう言葉を選ぶべきなのかは私も会見中継を見ながら考えましたね。各社で同じ質問をする記者もいたので。

岩田　アクシデントのときは事実確認だけで十分です。医療の**インシデント（incident）**もそうですが、医療事故のとき、病院の医療安全管理対策として「なぜ事故が起きたのか」「どうしたら再発を防げるのか」と**日本医療機能評価機構**が求める報告書を書かせるのです。いってみれば「始末書」。でもそれをさせると現場はインシデントをあげなくなるのです。原因追及や再発防止は医療安全の専門家がすればいい。事故の当事者に「どうしてそんなことが起きたのか」「どうすれば防げたのか」を書かせると、「私の不注意でした、すみませんでした」と書かざるを得ないわけです。その結果、隠ぺい体質になります。だから僕は、インシデントは絶対あげなさいと言います。その代わり、反省はするなと。

岩永　え…。反省はしたほうがいいのではないでしょうか？

岩田　反省するか否かは、検証後です。だって、何が悪いのかわかっていない段

インシデント（incident）
英語で「事件」「出来事」という意味で用いられる。Accidentとは異なり、「重大な事件に至る危険のあった小事件」というニュアンスで用いられる場合が多い。

日本医療機能評価機構
医療の質に関する公益財団法人。医療機関の機能を学術的観点から中立的な立場で評価し、その結果明らかとなった問題点の改善を支援する第三者機関として、95年に設立された。

階で「すみませんでした」は、事実なんてどうでもいいから頭下げとけという意味でしょ。それじゃ、再発を防げないのです。事実関係を確認し、そのうえで謝罪の有無です。

個人の不注意で生じたインシデントは、次の不注意でも必ず生じます。研修医が不注意なんてのは当たり前の話でして、「研修医は不注意」という前提で事故が起きないシステムづくりが大切なんです。京都新聞は「『正確な事実の速報』『再発防止』という報道機関の責務を果たすため、被害者側である保育園にも直接取材する必要がありました」とあの記者会見の必要性をコメントしました。でもそれは違う。再発防止の記者会見は当日してはならんのです。当日は園長先生もスタッフさんも頭が混乱していて泣きじゃくっているわけです。そんな状態のときに、再発防止策なんて出せるわけがありません。

10年経ったらそれが常識になります

岩永　私は記者会見を開くべきだという考えです。

岩永　記者会見を開くのは構わない。でも会見は短くすべきだし、最低限の事実確認とすべきです。事実関係を確認するだけなら、あんなにたくさんの記者やカメラマンいらないですよ。報道各社の代表一名とカメラマン一名ですればいい。

岩永　それは違うでしょう。各社で事実を入手し客観的な報道をしなければならないわけです。

岩田　それが日本の悪いところで、生産性のない記者会見ですよ。

岩永　日本だけではないはずです。アメリカでも銃乱射事件など凶悪犯罪が起きたときは現地で警察幹部を囲み取材していますよね。

岩田　行政側への囲み取材はありでしょうが、今回のケースは違います。僕が思うに事実関係だけならば代表記者会見で十分です。

岩永　記者によって質問の仕方も考え方も違いますし、会社ごとに報道の姿勢も異なります。代表記者を選んだとしても、その一人が託せる記者なのかどうか、誰もわからないじゃないですか。

岩田　ランダムに選べばいいのです。じゃんけんで、一人か二人ぐらい。

岩永　納得できませんね。

岩田　もちろんきちんとディスカッションしなければいけない記者会見は違いますよ。例えば、医療の不祥事があったときに記者会見するじゃないですか。あれはお互い**レディネス**ができているんで、たくさんの記者がいろいろな角度から質問すればいいと思います。でも交通事故当日の事実確認の際、たくさんの記者が集まって質問をすれば糾弾しているように見えて当たり前です。ただでさえ、自責の念にとらわれている人に対して、カメラでバチバチやって、犯罪者扱いです。少なくとも一般の人はそう思います。そうじゃないというのであれば、業界の慣習にどっぷりつかっていて、不自然だと思わなくなっているのです。

尿道カテーテルといって、ビニールの管を挿入して排尿させる方法があるのですが、僕は「一日でもいいから早く抜いてあげなさい」と指導しています。しかし、ナースやドクターはたいてい、そんなに早く抜かなくても…といった反応をするので、「あなたは、自分の尿道に管を突っ込まれ、自分のおしっこが周囲に丸見えになっていて、耐えられますか？」と聞くのです。みんな耐えられないと言います（笑）。病院では当たり前の処置でも患者さんの常識では許しがたいことなのです。つまり社会的に許しがたいことを病院は医療として特別に許されて

レディネス　心理学用語。準備性。学習活動に効果的に従事することを可能ならしめる学習者の心身の準備状態をいう。

いるわけです。業界の常識というのは危うくて、常に疑問の目を持つべきです。

岩永　尿カテは感染リスクも上がりますしね。

岩田　一日3％上がります。大阪の街金よりもたちが悪い（笑）。交通事故で保育園児が亡くなり、その園長だからといってあちこちから質問されて、何十台というカメラのフラッシュをたかれて攻撃的と映らないとしたら、そういう業界のやり方に慣れてしまっているだけです。

岩永　そういう意見がネットでも多くて、質問の仕方や言葉の選び方は改善すべき点はあると思います。でも代表取材には反対です。さまざまな視点や角度から質問を投げかけたほうがより多くの情報を得ることができますから。同じ会見に出て、全く別の切り口の記事を書くことなんて日常茶飯事です。

岩田　「スクープを抜かなきゃいけない」と思っている業界に毒されているわけですよ。

岩永　それは、先生ひとりの意見じゃないですか。

岩田　じゃ、予言しておきます。10年経ったら、それが常識になります。

岩永　その言葉、覚えておきますよ。

岩田　予言するというのは自分が間違ったときに責任を取るということです。これは、**内田樹先生**がよく言うことですが、間違っていてもいいんです。未来はこうあるべきだと示すことが大事なんです。大学を改革することでも、10年前に僕が言っていたことはほとんど実現しているんです（まじで！）。それは、10年前に言ったからこそわかる事実であって、言わないと自分がちゃんとできているかわからないでしょ。あのタイプの記者会見は、将来必ずなくなります。

岩永　記録してください（笑）。

岩田　働き方改革的にも無駄、カメラマンの数も無駄。右から撮ろうが左から撮ろうが園長先生は園長先生です。

岩永　先日**川崎登戸の殺傷事件**を取材したのですが、昔ほど強引に取材する記者がいなくなりましたね。昔は、無茶なやり方がなされていましたから。

岩田　昔はひどかったでしょ、**松本サリン事件**のときも犯人でない人を犯人に仕立てあげてしまって。確実に変わってきたのです。ということは、これからも変わっていく。今当たり前のことも10年したら絶対非常識になりますよ。

岩永　女性へのセクハラの認識も変わりましたしね。

内田樹先生（1950年生まれ）　フランス文学者、武道家（合気道家）。神戸女学院大学名誉教授。専門はフランス現代思想、武道論、教育論、映画論など。『私家版・ユダヤ文化論』小林秀雄賞、『日本辺境論』新書大賞、著作活動全般に対して伊丹十三賞。神戸市で武道と哲学研究のための学塾・凱風館を主宰。ブログ『内田樹の研究室』がある（http://blog.tatsuru.com）。

川崎登戸の殺傷事件　3章105頁の脚注参照。

松本サリン事件　94年6月長野県松本市で発生したオウム真理教によるテロ事件。神経ガスのサリンが散布され

岩田　変わると信じていないと、神戸大学なんて務めてられないです。大学病院なんて一番後進的ですから。

岩永　メディアも後進的ですが、少しずつよくはなっています。

て死者8人に及んだ。化学兵器クラスの毒物が一般市民に対して無差別に使用された世界初の事例。当初、無実の人間が半ば公然と犯人として扱われてしまった冤罪未遂事件、報道被害事件でもある。ずさんな捜査を実施した警察とマスコミのなれ合いがあったとも言われる。

11章：「いにしえに学ぶ」の「いにしえ」は古いのか…？

貝原益軒著・『養生訓』

中国医学が標準医療の時代の書

岩田　この対談本の企画は「巷《ちまた》にあふれる「健康本」を評価する健康本ソムリエ企画をやりたいけど、やりませんか?」と僕のほうから申し上げて、実現の運びとなりました。ソムリエの発祥が中世ヨーロッパで、王様の食事管理や毒味役を担った食事係が使っていた荷車（Sommier）が語源だそうです。12世紀のイタリアで著された医学書『**サレルノ養生訓**』（図11・1）は、よいワインの選び方や健康に関する養生法が論じられており、当初編集部から提案されたタイトルは

対談時メモ

江戸時代にも健康本のベストセラーがあった．古典に見られる健康法は，古いようで今にも通じるメッセージがある．

本書のタイトルも貝原益軒の『養生訓』同様に長く読み続けられることを念頭として，現代版『新・養生訓』となった．

『**サレルノ養生訓**』12世紀イタリアで著された医学書。イタリアのサレルノにはヨーロッパ最古の医科大学であるサレルノ医学校があり、11世紀末に衛生学の読本としてつくられた。ラテン語の詩の形をとって書かれ、各国語に翻訳された。食や入浴法や睡眠などの生活習慣を予防医学的に解説している。

『新・サレルノ養生訓』。ただ対談を重ねるうちに健康本の吟味は広い意味での予防医学であり、**貝原益軒**の『**養生訓**』（図11・2）のほうがネーミング的には近いのではないかと思います。『新・養生訓』でどうでしょうか…。

岩永　いいですね。

岩田　ただし貝原益軒の『養生訓』の細かいコンテンツは、あまり現代に通じないものもありまして。

岩永　そうですか…。そんなにおかしなことは言ってないと思うのですが。要は、健康には欲を抑えることが大事で、飲酒とか、食べ過ぎはよくないとか…、

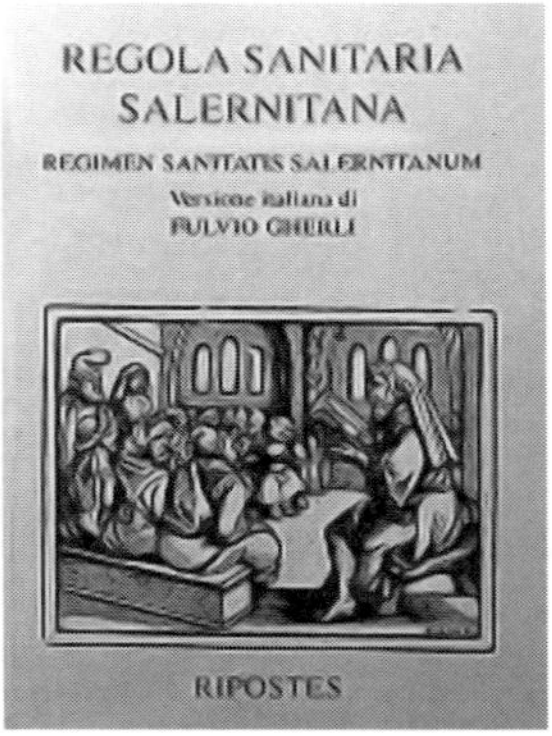

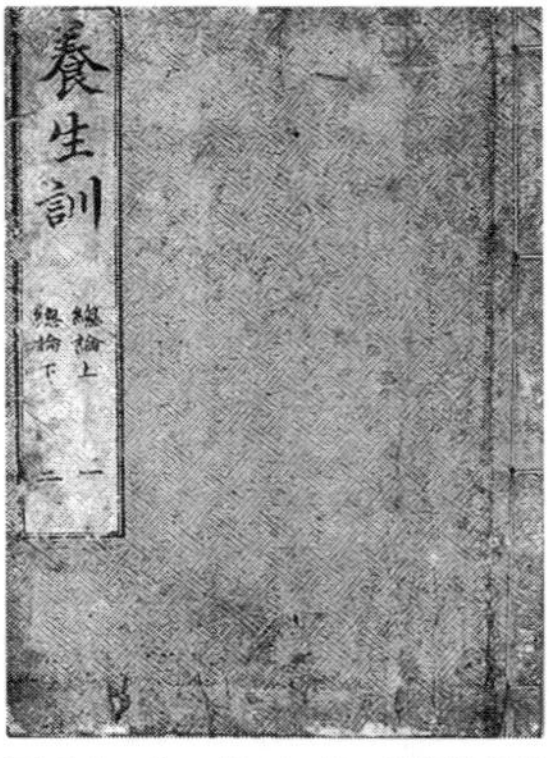

図 11・1 『サレルノ養生訓』（上），図 11・2 『養生訓』（文化九年版・巻第一、巻第二）（下）

貝原益軒（1630-1714年）　江戸時代の本草学者、儒学者。18歳で福岡藩に仕えたが、2年後藩主・黒田忠之の怒りに触れ、7年間の浪人生活後、帰藩。本草学や朱子学等を学び、木下順庵、山崎闇斎らと交友を深める。『黒田家譜』等を編纂。70歳で役を退き、著述業に専念。

『**養生訓**』　1712年貝原益軒が記した健康に関する指南書。益軒83歳の著作、実体験に基づく健康法を解説。身体養生だけでなく、精神養生も説く点が特徴。岩波文庫版（石川謙校訂，岩波書店，1961）、現代語訳版（松田道雄訳，中央公論社，1977）などがある。

あ、すみません。私、耳に痛いです（笑）。

岩田　それとこの本は、すごく儒教的な本ですね。

岩永　そうそう、父母を大事にするとか。

岩田　年老いたときにあまり息子に迷惑をかけないとか、家族の絆みたいなことも述べられています。貝原益軒も儒家で、江戸時代そのものが朱子学の影響が濃厚です。

岩永　知らなかったのですが、貝原益軒は医者でもないようですね。医者だと思っていました。

岩田　本草学を学んでいますが、福岡藩黒田家のお抱え学者です。医者じゃないのに、ここまで書いちゃっていいのか…（笑）と思うのですが、独学で『**千金方**』などの古典的な教科書をたくさん読んで、中国医学の「内邪・外邪」とかの知見も出てくるのです。この頃の医学は、外から入ってきた邪と内からの邪で病気になると信じられていた。これは、日本で発達した漢方医学とも若干考え方が違うのですが、細かすぎるのでここでは割愛します。要するに、貝原益軒は中国医学の知見をとても大事にしているのです。この時代の中国はやはり尊敬の国だった

『**千金方**』（せんきんほう）と読み、人命は千金より重いという意味。唐代652年、孫思邈によって記された（30巻）。医学の修業、医の倫理、病理、薬物療法、鍼灸、あんま、食餌療法などを網羅した医学全書。

のでしょうね。論語とか**四書五経**とかを模範とし、外国のスタンダードが中国であり、日本はそれを模倣するエートスが強くあって、**日清戦争**の前までの中国の捉え方はこんな感じだったのかもしれません。西洋医学もこの頃は全然進歩していなくて、「西洋医学が医療の基本…」とする観念すらなかった。なおさらに中国医学が標準医療だったと想像します。

「目の前の患者にベストを尽くす」、今も昔も根っこは同じ

岩田　医学的な細かい記述は、今の科学的な判断として妥当なところとそうでないところがあって、是々非々です。むしろ人生の目標を定めるところに大きな課題を置いており、人生をよりよく生きるために「欲を抑えなさい」「食事はこれくらい」「お酒はこれくらい」「睡眠はこれくらい」と示唆しています。

岩永　**「内欲をこらゆるに、…飲食をよきほどにして過ごさず。…色欲をつつしみて精気をおしみ、…久しく睡《ねむ》る事をいましめ、…必ず数百歩、歩行すべし」**(岩波文庫版26頁・現代語訳版9頁)のところですね。

四書五経　儒教の経書のうち、特に重要とされる四書と五経の総称。四書は「論語」「大学」「中庸」「孟子」、五経は「易経」「書経」「詩経」「礼記」「春秋」、五経を以て四書よりも高しとしている。

日清戦争　1894-95年に日本・清国間で行われた戦争。李氏朝鮮の地位確認と朝鮮半島の権益を巡る争いが原因だが代理戦争状態となり、朝鮮半島と遼東半島および黄海で交戦し、日本側の勝利となった(下関条約)。台湾、澎湖諸島、遼東半島の割譲と賠償金を獲得したが、三国干渉(露・仏・独)により遼東半島は放棄。戦後、清は列強諸国に分割支

岩田　ちなみに益軒さんは「睡眠はできるだけとらないほうがいい」と言っています。現代医学的には間違いと思いますし、各論的には誤謬もありますけど、それは大きな問題ではなくて、「人生を豊かに健康に過ごすにはどうすればいいのか」、それを突き詰めると「自分はこう思う」というメッセージが述べられています。そこで「愉しむ」の概念が出てきて、単に長生きするよりは「よりよく生きる」、つまり「心を豊かに生きましょう」「完璧を望むな」「自殺するな」とかのビックピクチャーが見えていていいなと思うのです。

岩永　感心したのは、この時代なのに「**薬を濫用するな（薬をむやみに飲まない）**」（岩波文庫版１３８頁・現代語訳版１６７頁）とか、薬を飲まなくても治る病気も多くて、むしろ薬には悪い作用もあるのだから用心しろ、とか書いてあるのですね。

岩田　また「**良医**」もいるけれども、勉強していない医者「**俗医**」もいて（岩波文庫版１２５頁・現代語訳版１４９頁）、医者はちゃんと本を読むべきだなんて、まさに現代の医者に読ませたい（笑）。

岩永　先生も賛同されると思ったのは、「**ひろく異同を研究し**」（岩波文庫版

配された。

133頁・現代語訳版160頁）のところに「**誰か一人を本家とし、その人の本だけを用いていては治療ができない。研究者たるもの、多く治療書を集め、ひろく異同を研究し、そのいい所をとり、間違った所を捨てて医療をすべきである**（現代語訳）」、岩田先生が言っていることと同じじゃないですか。

岩田　ちゃんと勉強しましょうね、ということです。

岩永　それから、新しい学問で、間違っていることがわかったのならば、それを捨てろと。

岩田　**『和剤局方』**の古くて役に立たない記述は捨てて、逆に古くても役に立つものは捨ててはならないとしています。医学は常に前進するものですが、精神そのものは昔から変わらなくて、昔も今も100年後もおそらく同じです。つまるところ医学が目指すのは「目の前の患者にベストを尽くす」ですが、ベストとは100点満点ではなくて、医療には欠陥はあるしいろいろ問題があるけれども与えられた条件下で「一番いいものを目指す」。その姿勢は揺るがないものがあって、今の医学にも通じるところがありますね。この本は一般の方が読んでも、医者が読んでも耳が痛くて、読みがいがありますね。

『和剤局方』　北宋の時代の大観年間（1107-10年）に発行された全5巻・297処方を収めた医薬品処方集。紹興年間（1131-62年）に全10巻・788処方となり、『太平恵民和剤局方』と改名。日本で『和剤局方』という場合、後者を指す場合が多い。

手段（二次利得獲得）としての勉強をするからつらくなる・・・・・

岩永　同じ頁で「ひろく治療書を選んで、その重複を削って煩雑を除き、その精粋を集めて一書をつくれば、ほんとにいい全書ができ世間に重宝されるだろう（現代語訳）」、これは、まさに現代でいうガイドラインじゃないですか。

岩田　現代語訳をされたのが**松田道雄先生**です。『育児の百科』を編纂された小児科の先生です。あとがきの「解説」のところで『養生訓』を解説していますが、「翻って現代医学は…」みたいな感じで書いて、「**薬をのまないで自然になおる病気が多い**」（現代語訳版239頁）と益軒のコトバを引用しています。今だって「とりあえず薬出しとけ」となりがちですが、初心に戻って「何を目指しているのか」を確認しながら医療を行うことはすごい大事ですけど、こうしたことを医学の現場で教えることはほとんどないです。『養生訓』は哲学書ではありませんが、医者はもっと哲学書を読むべきと思いますね。

岩永　日本の医学教育には哲学を教えるカリキュラムはないのですか。

岩田　『医学概論』などで習いますが、軽く扱われています。一番よくないのは、

松田道雄先生（1908-98年）　日本の医師（小児科）、育児評論家、歴史家（ロシア革命史の研究等）。67年に代表作でベストセラーの『育児の百科』（岩波書店）を刊行。その他の著作多数。

今の医学生は「勉強するんだ」という通念がないことです。神戸大学の医学生にインタビューして**論文**を出したのですが、日本の医学生は一生懸命勉強して受験して医学部に合格して、「こんなに頑張ったのだから、休まなきゃ、遊ばなきゃ」となり、医学部に入ると**モラトリアム**の期間となってしまいます。そもそも論として、日本では「勉強は二次的な利得を求めてやむを得ず行う」という考えが強いのです。受験に合格するため、国家試験に合格するため、つまり出世したいからという発想で、純粋に学びたいから勉強するのではありません。

アメリカの大学生も利得を求めて勉強します。**『エコノミスト』**で医師の特集記事を読むと、最近のPhD（医学博士）は給料が安い、大学でみっちり勉強したのだからもっと給料を上げるべき…そんな記事内容で、二次利得のための勉強というのが見え見えです。**ザッカーバーグ**もハーバード大でMBAを取得して、ビジネスで成功して金持ちになって、アメリカは「成功した人はすべからく金持ち」というお国柄です。

ヨーロッパはちょっと違うのですね。僕はイギリスに1年ほど留学したのですが、多くの大学生たちの観念としては、手段としての勉強ではなく、目的として

論文
・Iwata K, Doi A. Can Hybrid Educational Activities of Team and Problem Based Learning Program be Effective for Japanese Medical Students? Kobe J Med Sci. 2017 Nov 10;63(2):E51-7.

モラトリアム　学生などが一人前の大人として社会に出ていくために必要な準備期間（猶予期間）を指す。心理学者エリク・H・エリクソンによって導入された概念。日本では、受験生活からの開放感から「何にも縛られない自由に過ごせる期間（バイトや遊び）」と捉えられることが多い。

『エコノミスト』　The Economistは、イギリ

の勉強でした。学問そのものを学ぶことが楽しみであったり、知らなかったときよりも知ったときのほうがうれしいという文化があって、学び続ける努力が苦痛ではない。日本の場合、苦痛をともなわないと努力といわないところがあって、ある程度がんばると、「もうラクになりたい」となってしまいます。人生をマラソンにたとえると、最初の5キロだけ短距離走のように頑張って、あとは歩いちゃったり、座っちゃたりしているのです。大学受験のエートスが非常によくなくて、医学部に来る学生はもっと余裕をもって、鼻歌を謳いながら入ってくるような人が来てほしいのです。

普段からコンスタントに勉強しておけば、学会必要なし

岩永　大学時代よりも、社会人になってからの勉強のほうが楽しいというのはありますね。世の中に対する疑問や課題が社会生活を送る中ではっきりしてきますからね。

岩田　学問は本来そうあるべきですが、日本だと医学の勉強が丁稚奉公、経験主

スの週刊新聞。160万部発行され、その半数が北米で流通する。新聞ではあるが、外見は雑誌体裁をとっている。

ザッカーバーグ　マーク・ザッカーバーグ（1984年生まれ）。米国のプログラマー、実業家。フェイスブックの共同創業者兼会長兼CEO。ハーバード大学在籍中にソーシャル・ネットワーキング・サービスサイト「Facebook」を立ち上げた。10年にTime誌の「パーソン・オブ・ザ・イヤー」に選ばれた。

義でして、つまりノウハウ習得に偏っています。

岩永　そうですか。土日のシンポジウムや医療イベントに行くと、忙しいお医者さんも出席して積極的に質問するし、市民との交流も積極的ですごいなと思いますよ。

岩田　シンポジウムや学会というのは勉強の効率が悪いんです。普段から教科書を読んでいれば、シンポジウムなんて参加しなくて済むはずです。

岩永　市民の声を聞くことが勉強になるそうですよ。一般の方の発表もありますし。

岩田　患者さんの声は外来で聞けますよ。

岩永　岩田先生も、自分の知らない世界を否定しちゃダメですよ。自分の専門でない分野を知りたいとするときに、その道の専門の人がシンポジウムに来て発表すると、現状のアウトラインがわかるじゃないですか。すごく勉強になるし、そこから取材のアポをとったり、その方の本を読んだりして、取材のきっかけづくりとしてもいいのです。

岩田　日本のシンポジウムって、演説会なんですよ。**鷲田清一先生**が「コミュニ

鷲田清一先生（1949年生まれ）　日本の哲学者（臨床哲学・倫理学）。大阪大学名誉教授、京都市立芸術大学名誉教授、関西大学文学部教授、大阪大学総長、京都市立芸術大学理事長などを歴任。サントリー学芸賞（『分散する理性』『モードの迷宮』）、桑原武夫学芸賞（『「聴く」ことの力』）、読売文学賞評論・伝記賞（『「ぐずぐず」の理由』）等を受賞。

ケーションというのは自分の意見が変わることを覚悟していることがコミュニケーションだ」という意味のことをおっしゃっていますが、シンポジストは自分の言いたいことをくり返すのみで、シンポジウムの始めと終わりで、「自分の価値観が変わった」ことを経験したことがありません。外来での対話のほうが新しい価値観や世界観に出会う機会が多いですね。

岩永　緩和ケアの先生などは、ほかの緩和ケアの診療に一日同行させてもらって、患者さんとの対話などを勉強したりしています。日常診療や一人での勉強だけでは学べないところがあるわけじゃないですか。

岩田　それはセレクションバイアスです。岩永さんが取材をされるような医師というのは、岩永さんが取材したいと思われるような対象の医師で、そういう人は日本の医者１００人をランダムに集めたら、たぶん1人か2人だと思います。先日の日曜日もある県の医師会に講師として呼ばれましたが、何の勉強もしてないのです。普通の教科書すら読んでいなくて、「イワタ先生、それ本当ですか…」「目から鱗が落ちる内容でした」と（教科書に書いてあるような当たり前の内容について）感想を言うのです。この方たちは普段どんな医療をしているのかとつい思ってしまいます。

岩永　でも先生の講演会に行くことで、その医師会の先生方も知る機会となったのなら、いいじゃないですか。

岩田　学びというのはコンスタントにやるもので、むしろ日曜日は休むべきと思います。自分の勉強を講演会で行うという発想がおかしいし、「風邪の診療の話」とか、そんなん教科書に書いてあるやん、です。もっとも緩和ケアとか、**ユマニチュード**とかを学びたくて、研修を受けたいという勉強熱心で向上心のある方が大学に来られるのですが、そういう人たちはどちらかというと医師の中でもセレクトされた方たちです。ほとんどの医者は昔教わったままの医療を惰性で続けていて、年一回学会に来て勉強…という感じです。

岩永　学会というのは自分の研究を論文として公表する前に、アウトラインを発表する場だと思いますし、新しい知見に出会う場なのではないですか。

岩田　本当にすごい発表は国際学会でやるのです。国内の学会は「うちの病院ではこんなことをしています」みたいな小物の発表が多いです。それと国内の学会発表は査読がほとんどなくて、提出すればほぼ通ります。つまり科学的な吟味が

ユマニチュード　認知症ケアの手法の一つ。1979年にフランスで生まれ、日本の医療機関や介護施設でも普及しつつある。知覚・感情・言語による包括的コミュニケーションに基づいたケア技法で、Humanitudeはフランス語で「人間らしさ」を意味する（「人間らしさを取り戻す」という意味）。

ない。日ごろから科学的に査読された最新の論文を読んでいたほうが勉強になります。

知性の発動は「If not」の吟味の先にある

岩永　この前、『**私の学会活用ノウハウ**』という記事をウェブで見て、学会のポスターセッションを全部見てまわるというお医者さんがいて、すごいなと思いました ね。

岩田　医学知識の倍加スピードって、ご存知ですか。医学知識の総量が倍になる速度のことです。１９５０年の医学知識の総量が倍になるのに50年かかりましたが、２０２０年の医学知識の総量が倍になるのには73日です。

岩永　5年くらいかと思いましたが、そんなに短いのですか…。

岩田　二か月ちょっとで倍になっちゃう。ということは一生懸命ポスターを全部読んでも、時間の無駄です。われわれの知っている医学知識よりも、知らない知識のほうが多い。だから網羅的に教科書を読んで勉強しても自分の知らない知識

『私の学会活用ノウハウ』　医学書院が発行する『週刊医学界新聞』（第３３２０号、19年4月29日）の記事。5名の医師がそれぞれの活用法を寄稿した（https://www.igaku-shoin.co.jp/paperDetail.do?id=PA03320_01）。

がどんどん増える一方で、自分の知っている知識は相対的にどんどん小さくなっていきます。大事なのは「自分が何を知らないのか」という自覚を持つことと、その知らないという自覚ができたときに「自分で調べる力」です。多くの医師がそれをしません。

岩永　なぜですか。

岩田　インフォメーションマネジメントの訓練を受けていないし、知らないという自覚すらないからです。論文を探す検索技術や論文の妥当性を吟味する訓練を受けていれば、それができます。その自覚があれば、自分で勉強できるのですが、その自覚がないまま学会のポスターを全部読んでも、物知りにはなるのかもしれないけれど、情報の山が大きくなるだけです。でも圧倒的に知らない情報のほうが大きいわけですから、結局五十歩百歩です。自分の知性をマネージする際、大事なのはボーダーラインです。自分の知っている情報の範囲がどれくらいなのか。それから**メタ認知**。自分の知っていることが何を意味しているのか。この薬を飲むと血圧が下がる、これは情報です。この薬を飲んで、血圧が下がって、「だから何なの…？」というところまで持っていかないと、それは単なる情

メタ認知　「客観的な自己」「もうひとりの自分」などと形容されるように、現在進行中の自分の思考や行動そのものを対象化して認識することで、自分の認知行動を把握できる能力をいう。

報に過ぎなくて、製薬メーカーの講演を聞いていても全然診療は上手になりません。ということは、患者さんのためにならない。

メタ認知能力を高めるためには、哲学の本とかが有効です。「考える」「疑問を持つ」「突き詰める」とか、もっといえば「学会に行くとはどういうことなのか」「シンポジウムで語られなかったことはどこにあるのか」、そういう批判的吟味はあまりされてなくて、シンポジウムに行くと、「あの先生、よかったですよね〜」と、よかったね体験談にしてしまうのです。いわば思い出づくり。研修医もしかりです。「こんな患者さんいました」「こんな病気ありました」「こんな治療を受けていました」と思い出（経験）をつくるのですが、そのことがいったい何を意味するのかを咀嚼できていないので、未知の患者が来たときにどう対応していいのかわからないのです。経験主義のよくないところは、科学的吟味がないので、「なぜこの患者さんに」「この薬を」「肺炎に使ったのか」という根拠が明確化されていないのです。この薬を使う条件と使わない条件を吟味して、はじめて別の患者さんにも使えるかを吟味できる。これは**ライプニッツ**がよく言うことで、「なぜ他の条件ではないのか」と突き詰めないと、その妥当性が明らかにならないの

ライプニッツ　ゴットフリート・ライプニッツ（1646-1716年）。ドイツの哲学者、数学者。デカルトやスピノザなどとともに近世の大陸合理主義を代表する哲学者。主著は、『モナドロジー』『形而上学叙説』『人間知性新論』など。

です。「風邪のときは抗生物質」という判断は、経験主義です。「風邪のときに抗生物質を飲まないという判断とどう違うのか」と吟味したときにはじめて知性が発動するわけです。この「もししなかったら（If not）」の議論は医学界ではほとんど行われていなくて、学会に参加しても「頑張ったよね」という感想しか出てこないのです。

岩永　確かにシンポジウムなどの感想も「学びがありました」「気づきがありました」と書かれる人がいますが、「何を学び」「何に気づいたのか」のほうが大事だと思うのですよね。なんとなく勉強した気になっているのでは自己満足に過ぎない気がします。

岩田　「もっと疑問がわきました」が本当はあるべき姿で、あんな短い時間のイベントでシンポジストが代わる代わる発表したら、普通なら「意味わかんないよ」が感想ですよ。

岩永　だから私はシンポジウムに行って情報を受け取るだけじゃなくて、自分が疑問に思ったことを直接先生方に質問ができるから行くのです。

岩田　それはすごく大事だと思いますよ。

「自分の価値感を変える読書」と「自分の価値観を補強する読書」

岩田　対話はとても大事ですよ。だから対談が好きなんです。対談で異業種の方の話を聞いて、岩永さんに反論をいただくのも大事なことですし、編集者から出版業界の事情を聞くのも新しい知見です。僕の教授室の本棚に積んである本の半分以上は専門外のものです。読書も含めて他者のコトバはすごく大事。

　ただし、そのときの感傷的な味わいだけでは吟味とは言えなくて、「よかった」「おもしろくなかった」などの感情のカタルシスに関しては、僕は昔から結構抑制的です。もちろん「**ブラッド・メルドーの音楽よかった**」とか、自分の中にもそういうセクションはありますが、少なくとも学問の世界では「それ、どうなん…?」という吟味なり反証が必要です。**ウィトゲンシュタイン**が**ラッセル**の本に初めて邂逅したとき、「世界観とか全然理解できない」とか平気で考えてしまうのもOKなのです。その時点では、そうなのだから。それは僕の見解の正しさを担保しているのではなく、その時点での了解のあり方を自分の心に銘記するわけです。ま、僕は自分自身の目利きの能力にもとても懐疑的で、あとになって

ブラッド・メルドー（1970年生まれ）　3章、127頁の脚注参照。

ウィトゲンシュタイン　1章、43頁の脚注参照。

ラッセル　バートランド・ラッセル（1872-1970年）。イギリスの哲学者、論理学者、数学者、社会批評家、政治活動家。ラッセル伯爵家の貴族であり、イギリスの首相を2度務めた初代ラッセル伯ジョン・ラッセルは祖父にあたる。名付け親は哲学者ジョン・スチュアート・ミル。50年ノーベル文学賞を受賞。著述に『数学原論』『幸福論』などがある。ウィトゲンシュタイン

「やっぱいいやん、ウィトゲンシュタイン」ということもよくあるので、判断、評価はあくまで暫定的なものです。**フッサール**的に言えば、「**エポケー**」にしとく、というべきか。

かたや日本の場合、対話が「空気づくり」に終始するところがあって、論点ベースできっちり議論できる人はごく限られています。シンポジウムの座長も最後にいい形で丸く落とし込めると「うまい」となりがちで、結局「問題のアジェンダは何だったのか」と論点がぼやけたままということが結構あります。

議論において対立構造があるとき、どこが対立しているのかをきちんと明示されることがなくて、自分たちが言いたいことを言って終わりということがよくあります。結局ディスカッションが進んでないのですよ。くり返しになりますが、「コミュニケーションというのは自分の意見が変わることを覚悟していることがコミュニケーションだ」なわけで、対話しても自分の意見に一ミリも変革がなければ、議論は平行線で交わらず、思い出(経験)だけが残ります。対話でも、シンポジウムでも、読書でも、読んだあとに「何かが変わる、変わるぞ」という覚悟ができていて、そして「自分も変わる」、これができてはじめて学びだと思い

の才能を早くに見抜き、よき理解者として『論理哲学論考』の出版などを支援した。

フッサール　エトムント・フッサール(1859-1938年)。オーストリアの哲学者、数学者。ウィーン大学で2年間フランツ・ブレンターノに師事し、ドイツのハレ大学、ゲッティンゲン大学、フライブルク大学で教鞭をとる。初めは数学基礎論の研究者であったが、ブレンターノの影響を受け、哲学の側から全く新しい対象へのアプローチとして「現象学」を提唱した。現象学はハイデッガー、サルトルら20世紀哲学の後継者を生み出した。

ます。

岩永　じつは対談の話をいただいたとき、近藤誠先生の本を除くと、健康本はあまり読んでいなかったのです。それでこれらの本を「一般の方はどう読むのかな…？」と思いながら目を通しました。太文字強調のワードや自分に都合のよいところだけを拾い読みしそうだなと思いましたし、私なら「ウォッカが眠りによい」とか…ですね。近藤先生の本にしても反面教師的な読み方もできるし、ジャーナリストとして自分ならどう発信すべきなのか、いろいろ考えながら読みました。でも一般の人が例えば、『**ワクチン副作用の恐怖**』を手にして読んだとき、自分の価値観を変えるためというよりは、自分の考えを補強するために読んだりするのではないかと思うのです。今回、これらの健康本を読んで、自分の価値観が変わった読書体験がどれくらいできたのかとすごく考えてしまいました。

岩田　多くの読者は自分の強化、「自分の考えがこれ以上変わってなるものか」という固着、つまり理論武装のために読書をしているところがあって、そのための情報を集めてますます自分の城を固めて、目的ありきの読み方をしていると思います。でも、どんどん情報を集めていくのだけど、学びからはどんどん後退し

エポケー　古代ギリシア語の原義は「停止、中止、中断」を意味するが、懐疑主義では「判断を留保すること」の意。真理が到達不可能なものだったり、到達しにくいものであるならば、判断を急ぎすぎると誤ることになるゆえ。

『ワクチン副作用の恐怖』　4章、129頁の脚注参照。

ている。

岩永　その意味でいうと、岩田先生の『**絶対に、医者に殺されない47の心得**』が一番勉強になりました（笑）。

岩田　でもこの本は、やっぱり自分の中では嫌な本ですね（苦笑）。

『**絶対に、医者に殺されない47の心得**』3章、92頁参照。

何百年経ってもリーダブルな本を残す

岩永　そもそも健康本というのは病院に行かずとも、自分で読んで健康になったり、自分の身体のことを考えたりするために読む本ですよね。

岩田　でも今の健康本は、どちらかというと、病院に行かなければならない人を「医者はいらない」と言って、変に遠ざけるようなトレンドがあって、特にがんの本などはそうです。

岩永　本来の意味からすると、健康に資する本になっていないのではないかなと思います。

岩田　出版社は、本が売れればいいんです。センセーショナルな本を出して、話題性で売って、一時的に売り抜けば、あとでなんと叩かれても知らん顔です。どんなに批判される本でも、情報の回転が速いから忘れさられちゃうでしょ。その間に売り抜けて稼いで終わりです。貝原益軒の偉いところは、何百年経ってもリーダブルなことです。**リーダブルというのは、内容が正しいとか、正しくないとかじゃなくて、本の内容がいまだに吟味できるという意味です。**「睡眠は短いほうがいい」は現代医学的には正しくありませんが、本として吟味できることに意味があって、**カール・ポパー**がいうところの「反証可能性」があるからこそ科学的なんです。近藤先生の本は、将来的に読む価値、読む意義すら失われていると思うので、30年後には見向きもされないと思います。本づくりはもう少し長く読んでもらうことを念頭に行ってほしいものです。

岩永　時代が変わっても、「何度でも読まれる普遍的な問い」が求められるのでしょうね。

岩田　普遍性や普遍的な問いは変わらないはずです。細かい情報の変転は絶えずあったとしても、ちゃんと読まれる本づくりを出版社が目指せるかどうか。厚労省の役人もワクチン行政において「自分が赴任している2年間を凌げばいいや」

カール・ポパー　序章、3頁の脚注参照。

ではなくて、10年後20年後に検証して「あのときの役人は骨があったよな」と言ってもらえるかどうかでしょうね。

岩永　記者もですね。

岩田　そうです。先日、『**平成金融史**』という本を読んだのですが、平成の金融行政はみんな行き当たりばったりで、その場凌ぎのことばかりを考えて、振り返ってみるとズタボロなんです。その場凌ぎだから長期的には損をしたわけです。平成の30年はそのくり返し。総括というのはすごく大事で、僕も『平成ワクチン史』を書いてもいいと思いますが、とにかく日銀にしても財務省にしても政治家にしても大局観のないこと。医療界もまったくそうで、もっと大局的にグランドデザインを持って、未来の世代に対するプライドを持つべきなんです。自分たちの子どもがわれわれの仕事を振り返って、「お父さんたちの仕事はちゃんとしていたんだね」と言ってもらえるような仕事をすべきです。

岩永　お互い歴史の検証に耐える仕事をしたいものですね（笑）。

岩田　何百年とは言いませんが、せめて30年はもつ本をつくりたいですね。

『平成金融史-バブル崩壊からアベノミクスまで』（西野智彦．中央公論社．2019）　バブル崩壊後、長期低迷にあえぐ日本経済。金融当局は何を考え、何を見誤ったのか。取材をもとに「金融失政の30年」を検証した本。

あとがき

新聞社とインターネットメディアで長年、医療を取材してきたのですが、じつを言うと普段はあまり「健康本」を読んでいません。

たいてい、タイトルや著者名で読む価値があるか判断しますし、取材に必要な資料は書店の健康本コーナーに並ばないような本ばかり。たまに怪しい医療情報を一般読者にばらまく「困ったメディア」として批判する時に取り上げるだけで、むしろ敬遠していました。

今回、「健康本をテイスティングする」という対談話をいただいた時に、普段の仕事のように、医学的な事実関係を検証するファクトチェックのつもりでお受けしたのです（岩田先生と一度お話ししてみたかったこともあります）。

ところが、「課題図書」の一冊目は、かつての私の部下が著者で原稿も私がチェックしてこの世に出した本。岩田先生からビシバシと指摘を受けるうちに、じつは、これは自分の医療情報を読み解き、扱う力が試されているスリリングな対談なのだと初っ端から気づきました。自分がどんな基準で情報を判断し、その表現を選んでいるのか、ある情報や文章を正しい、おかしいと考えるのはなぜなのか。自分の思考過程を厳しく点検するような時間でした。

対談というよりは、ほとんど岩田先生の独演会でしたが、先生は対象本の中の気になる記述をきっかけに、データの吟味の仕方、読者に対して誠実な発信の仕方から、医師と患者のコミュニケーションの問題、医師の働き方、マスコミの報道批判までぐんぐん脱線していきました。それでも、この脱線こそに、医療との向き合い方のヒントがたくさん詰め込まれていると感じたので、流れに任せる形で広がっていく議論を楽しみました。

ところで、文学部出身の医療記者として常々思っているのは、

医療は医学や科学だけの問題ではない

ということです。本書でも議論になりましたが、ＨＰＶワクチンへのためらいや、根拠のない食事療法、患者の藁にもすがる思いにつけ込むニセ医学は、医療者との

コミュニケーションのこじれやメディアの誤った発信が導いていることも多いのです。ところが、ＳＮＳなどの議論では、そういうものに惹かれる人を、科学的根拠を重視する医療者がエビデンスで殴りつけ、かえって分断を深めていく光景をよく見かけます。

今回嬉しかったのは、科学的根拠を重視する論者として有名な岩田先生が、科学でできることと、それ以外でやるべきことは切り分けることを厳しく注意しながらも、哲学者らの言葉をたびたび引用しながら、患者の価値観を尊重する診療のためのさまざまな工夫を語ってくださったことです。

ＥＢＭ（Evidence Based Medicine：科学的根拠に基づく医療）という概念は昨今、科学的根拠に絶対の価値を置く医療であるかのように誤用されがちです。岩田先生から、

「**ＥＢＭの本質は『個々の患者』、すなわち『目の前の患者』なんです**」

と聞け、その時点で最良のエビデンスと、個々の患者の価値観をすり合わせた意思

決定という本来の定義や実践方法を改めて学べたのはありがたいことでした。

ただ、本来のＥＢＭに基づいて自分にとって最善の医療を受けるために、患者もまたエビデンスを理解したうえで、目の前の医師の専門性をうまく引き出し、自身の価値観や意思を伝えながら意思決定をしていく主体的な参加が必要となるでしょう。

そのために本当は役に立つはずなのが、医療をわかりやすく伝える「健康本」やメディアの医療発信です。この本は、健康本の批評という形を取りながら、より良い医療を実現するために、一般読者だけでなく、メディア、医療者にも読んで考えてもらいたい内容になったと思います。

最後になりますが、今回、この本を担当してくださり、岩田先生のような強力な論者の相手として、私に声をかけてくださった丸善出版の編集者、程田靖弘さんに心から感謝申し上げます。程田さんの適切な突っ込みや構成がなかったら、この本は成り立ちませんでした。

胸を借りるような気持ちで対談した岩田先生には、学んだことを自身の情報発信に活かす形でお礼に変えさせていただきます。対談後、早速、ＨＩＶ陽性者の就職を差別した医療機関を批判する記事（https://www.buzzfeed.com/jp/naokoiwanaga/gahivhanansensunikidekirudesu）にコメントを寄せていただきました。それに加え、神戸大学の教授室の乱雑ぶりに親しみを感じて撮った記念写真を「『机まわりがカオスな人は仕事できる仮説』を検証　きっとあなたも今日から散らかしたくなる…」という記事（https://www.buzzfeed.com/jp/naokoiwanaga/desk-chaos）に使ってしまいました。高い専門性とユーモアを解する心を兼ね備える先生とご縁ができて嬉しく思っています。

２０１９年９月吉日　岩永直子

新・養生訓　健康本のテイスティング

令和元年10月25日　発　行

著作者　岩田健太郎・岩永直子

発行者　池　田　和　博

発行所　丸善出版株式会社
〒101-0051 東京都千代田区神田神保町二丁目17番
編 集：電 話(03)3512-3262／FAX(03)3512-3272
営 業：電 話(03)3512-3256／FAX(03)3512-3270
https://www.maruzen-publishing.co.jp

組版印刷・株式会社 真興社／製本・株式会社 星共社

ISBN 978-4-621-30424-2　C 0047　Printed in Japan